C🍎ACHING NUTRIC🥕ONAL PARA NIÑ🍅S

y padres

Yolanda Fleta
Jaime Giménez

COACHING NUTRICIONAL PARA NIÑOS

y padres

Tu hijo querrá comer bien

Grijalbo

Primera edición: octubre de 2017

© 2017, Yolanda Fleta y Jaime Giménez, por el texto
© 2017, Penguin Random House Grupo Editorial, S. A. U.
Travessera de Gràcia, 47-49. 08021 Barcelona

Printed in Spain – Impreso en España

Diseño de tripa y cubierta: Meritxell Mateu / Penguin Random House Grupo Editorial
Maquetación: M. I. Maquetación, S. L.

ISBN: 978-84-16895-34-2
Depósito legal: B-16.986-2017

Impreso en Limpergraf
Barberà del Vallès (Barcelona)

DO 95342

Penguin
Random House
Grupo Editorial

Para mi yaya Antonia y mi yayo José; para mi
yaya Felisa y mi yayo Ángel, nuestros queri-
dos abuelos con los que tanto tiempo de
nuestra infancia hemos pasado y que tantas
veces nos han dado de comer, con todo su
amor y cariño

ÍNDICE

1. ¿Comen bien nuestros hijos? 11

2. Coaching nutricional para nuestros hijos 31

3. Cómo superar los obstáculos en la alimentación
   de nuestros hijos según el coaching nutricional 63

4. Más amor y menos azúcar. Inteligencia emocional
   con nuestros hijos 93

5. De la alimentación ideal a la real. Del qué al cómo 127

6. Estrategias para definir un plan de acción para papás,
   mamás e hijos 155

Bibliografía 205

Agradecimientos 221

1

¿COMEN BIEN NUESTROS HIJOS?

¿QUÉ ES COMER BIEN?

Apreciada/o lector/a, si has escogido este libro es porque o bien eres o bien serás madre o padre en breve; en este caso, enhorabuena. Es posible que solo estés hojeándolo. Si es así, te aconsejamos que sigas leyendo desde este mismo párrafo en adelante, pues el libro te ayudará a tomar conciencia de cómo es vuestra alimentación y asumir la responsabilidad que tenemos como padres, madres o tutores. Si ya lo has comprado o te lo han regalado —te damos las gracias, o se las damos a quien te haya hecho el regalo, por la confianza—, es porque el tema te interesa, y estamos seguros de que no te defraudará.

Sea como sea, sin duda tienes inquietudes al respecto, y esto es muy bueno. Significa que te interesas por la alimentación de los más pequeños de la casa. Te felicitamos, ¡esto es genial! Este libro te proporcionará información, herramientas y, sobre todo, una visión diferente desde el punto de vista del coaching nutricional que os resultará útil tanto a ti como a los tuyos.

La pregunta que titula este primer capítulo, «¿Comen bien nuestros hijos?», es una pregunta recurrente que muchas madres y muchos padres se han hecho alguna vez, y si no es así, deberían hacérsela. En ocasiones resulta difícil de responder con un sí o con un no, ya que el concepto «comer bien» es muy amplio y puede tener un significado distinto para cada persona.

Así que para empezar definiremos qué es comer bien. Lo más adecuado es hablar de alimentación saludable, expresión más concreta y correcta a la vez y que no da pie a tantas interpretaciones diferentes. La mayoría de las sociedades científicas están de acuerdo en la definición de comida saludable. En la guía *Acompañar las comidas de los niños*, elaborada por la Generalitat de Catalunya, se especifica que la alimentación saludable lo es cuando cumple una serie de características, como que sea suficiente para el niño o la niña, es decir, que cubra sus necesidades tanto de energía como de macronutrientes —hidratos de carbono, proteínas, grasas, vitaminas y minerales— para asegurar el correcto crecimiento y desarrollo. Asimismo, ha de ser equilibrada, variada. Este es otro punto que a veces induce a confusión, ya que variada puede serlo de muchas formas y no todas saludables, con lo cual y para no extendernos demasiado, pues este tema se tratará en el capítulo 5, debe ser variada en productos saludables. Además, ha de ser segura desde el punto de vista de la seguridad alimentaria, no contaminada. También adaptada al comensal, teniendo en cuenta sus necesidades, estilo de vida, horarios..., y a su entorno, fomentando, si es posible, los productos de la zona y atendiendo a sus características geográficas. Finalmente, es muy importante que sea agradable al paladar. Y este último punto también requiere una pequeña explicación, pues a veces da lugar a confusión porque los productos habitualmente más insanos son muy agradables al paladar, de modo que volvamos al término «saludable» y añadámoslo a «agradable al paladar».

En España, y en particular en toda la zona del Mediterráneo, tenemos la suerte de disponer de una de las dietas más saludables del mundo, reconocida por la UNESCO, como es la dieta mediterránea, que cumple con la mayoría de los requisitos que se han descrito anteriormente. Según la Fundación Dieta Mediterránea, «las bases de esta alimentación son el aceite de oliva, consumir alimentos de origen vegetal en abundancia (frutas, verduras, legumbres, frutos secos), el pan y los alimentos procedentes de cereales (pasta, arroz y sus productos integrales), alimentos poco procesados y de temporada, consumir diariamente productos lácteos, principalmente yogur y quesos, consumir carne roja con moderación y si es posible como parte de guisos, consumir pescado en abundancia, agua y vino solo en las comidas, realizar actividad física todos los días». Todo ello con alguna salvedad en cuanto al consumo de vino solo en las comidas, puesto que, aunque muchos lo nieguen, se ha demostrado que aun en pequeñas cantidades, el alcohol es perjudicial para la salud. A los interesados en este tema, les aconsejamos el visionado de la conferencia pronunciada por nuestro amigo Julio Basulto el pasado día 3 de marzo de 2017 en el evento TEDxAlcoi con el título ¿Es sana esa «copita de vino» diaria?, que se encuentra gratuitamente en YouTube.

Con todo lo detallado en párrafos anteriores, tú, lector, ya estarás empezando a tomar conciencia de lo que es una alimentación saludable y a poder responder en parte a la pregunta planteada en el título de este capítulo. Si tu respuesta a la pregunta que formulábamos es negativa, y tu deseo es mejorar la alimentación de los tuyos, estás de enhorabuena: te presentamos un nuevo enfoque llamado Coaching Nutricional, y sobre el cual te hablaremos largo y tendido en este libro. Supongo que te preguntarás qué es esto del coaching nutricional, pues bien, según recoge una revisión sistemática publicada en el año 2016 en la revista *Nutrición Hospitalaria*, el coaching nutricional es la rama del coaching que aborda la alimentación y nutrición de las personas. Como explica el libro *Coaching nutricional. Haz que tu dieta funcione*, se basa, entre otras cosas, en una filosofía de vida que prioriza la toma de conciencia. Y este es el primer paso para poder hacer cambios en la alimentación de las personas. Tomar conciencia de la forma de comer de nuestros hijos, y si vamos más allá, de la manera en que comemos nosotros, los padres, madres y familiares que los rodeamos. Esta es una buena reflexión que deberíamos hacernos a menudo.

DATOS ESTADÍSTICOS, CIFRAS

Este primer capítulo tiene varios objetivos. El primero es ayudarte a tomar conciencia como lector de cómo se alimentan tus hijos. Además, también pretende contextualizar la situación en que nos encontramos como padres y madres en relación con nuestra alimentación y la de nuestros hijos. Este es un aspecto clave, ya que para poder realizar cambios en la alimentación, además de tomar conciencia, uno debe disponer de toda la información posible.

Para ello, es bueno conocer datos objetivos al respecto de si comemos bien o no. Una de las fuentes que nos aportan datos científicos es el estudio PREDIMED (Prevención con Dieta Mediterránea), que se realizó con una muestra de 7.447 personas procedentes de ocho comunidades autónomas en España. Se evaluó entre otras cosas el grado de adherencia a la dieta mediterránea tradicional, y para ello se utilizó una escala de 14 puntos. Pues bien, a partir de este estudio se concluyó que el nivel de adherencia a esta pauta alimentaria es de 8,5, lo cual significa que se hacen bien muchas cosas, pues en una escala de 14 este valor es bastante correcto, pero también que es preciso mejorar ciertos aspectos. Es importante destacar que el grupo de población que más adherencia presenta es el de las personas de edad media-avanzada, mientras que el de los que somos padres de niños pequeños y las personas en edad fértil presenta una adherencia mucho más baja, por tanto, en muchas cuestiones hemos de actuar mejor de lo que lo estamos haciendo. A partir de este estudio podemos afirmar que como adultos estamos perdiendo la adherencia a una de las dietas más saludables del mundo, y esto se reflejará en la alimentación de nuestros hijos. Nuestros hábitos se trasladan a nuestro entorno, y es necesario que seamos conscientes de ello para poder actuar en consecuencia.

¿Y con nuestros niños qué ocurre?

Antes que nada, aclaremos primero a qué personas se considera niños y niños pequeños. Según la Convención sobre los Derechos del Niño de 1989, un niño es una persona menor de 18 años. La Organización Mundial de la Salud, por su lado define como adolescente a la persona de entre 10 y 19 años, por tanto la mayoría de los adolescentes se incluyen dentro de la categoría de niño. Los niños pequeños son, según el mismo organismo, los menores de 5 años. En este libro nos centraremos en aquellos niños menores de 14 años, edad en la que consideramos que el niño manifiesta un claro deseo de independencia en sus hábitos de alimentación.

¿Y cómo comen nuestros niños? En el año 2016 se publicaron en la revista *Pediatría Atención Primaria* los resultados de un estudio observacional retrospectivo de 101 escolares de Madrid con una edad media de 10 años. En el estudio se recogieron datos antropométricos (peso, talla, pliegues cutáneos y circunferencia de cintura), dietéticos (a través del cuestionario KidMed®) y de actividad física (IPAQ® adaptado), además de otros parámetros relativos al sedentarismo, las horas de sueño y la percepción del peso y la imagen corporal.

Para evaluar la adherencia a la dieta mediterránea, se utilizó el índice KidMed®, el habitual para la población infantil y juvenil. La puntuación alcanzable va de 0 a 12 y permite hacer una clasificación en tres grupos: ≤ 3, dieta de muy baja calidad; 4-7, necesidad de mejorar el patrón alimentario para ajustarlo al modelo mediterráneo; y ≥ 8, dieta mediterránea óptima. En el estudio se unieron los dos primeros grupos (0-7) en el conjunto de «no cumple la adherencia», y el que obtuvo valores ≥ 8 se denominó «sí cumple la adherencia». Además, se pidió a los niños que llevaran un diario nutricional semanal, con ayuda de las instrucciones pertinentes. La evaluación media de la muestra de niños y niñas fue de 7,58 puntos. Un 54,02 % de los niños obtuvieron una calificación por debajo de lo adecuado, y un

45,8 %, una puntuación adecuada. Estos resultados vienen a confirmar los datos arrojados por el estudio PREDIMED con los adultos, y que como se observa se van reflejando en la población infantil. No basta con saber qué es comer bien, sino que también es necesario aplicarlo, y aquí es donde nos encontramos en este momento.

PROBLEMAS DE LA MALA ALIMENTACIÓN

El actual cambio en los hábitos alimentarios supone que estamos sustituyendo alimentos saludables por otros que no lo son tanto. Estos alimentos son los denominados malsanos, que, según recoge la Organización Mundial de la Salud en el *Informe de la Comisión para acabar con la obesidad infantil*, publicado en 2016, son aquellos alimentos ricos en grasas saturadas, ácidos grasos trans, azúcares o sal, es decir, alimentos de alto contenido calórico y bajo valor nutricional.

A continuación detallamos algunos alimentos que podemos denominar malsanos:

- Galletas
- Cereales de desayuno azucarados
- Crema de avellanas para untar
- Galletas chocolateadas
- Bollería industrial en general
- Margarina
- Pizza precocinada y/o congelada
- Espaguetis precocinados
- Embutidos
- Bebidas azucaradas
- Golosinas
- Pasteles
- Helados
- Bebidas energéticas

- Comida rápida
- Pan blanco de molde
- Azúcar de mesa
- Chocolate
- Productos lácteos azucarados
- Mermelada y similares
- Zumos y néctares
- Barritas de cereales

Para confirmar el aumento del consumo de este tipo de productos, las cifras no engañan. Según recogía un artículo publicado el 19 de febrero del año 2015 en *El País* titulado «La epidemia mundial de obesidad: relato de un fracaso», basado en una serie de seis artículos que la revista *The Lancet* dedicó al avance del sobrepeso y la obesidad, se calcula que ese año el mercado global de comida infantil procesada, que podemos denominar malsana ateniéndonos a la definición anterior de la OMS, ingresó entorno a los 19.000 millones de dólares (16.600 millones de euros), suma que demuestra un claro incremento, ya que en el año 2007 los ingresos rondaban los 13.700 millones de dólares (12.000 millones de euros).

En una publicación de 2017 sobre la salud de los canadienses, se afirma que las compras de alimentos procesados se han duplicado en setenta años hasta llegar a ser el 60 % de las compras de las familias de ese país, un dato sin duda preocupante. El aumento del consumo de alimentos malsanos puede provocar problemas de salud tanto a la población adulta como a la infantil. Más recientemente, un artículo publicado en la revista *Nutrients* sobre resultados del estudio ANIBES relata que el consumo medio de azúcar entre los españoles es de 71,5 gramos al día, de los cuales, 28,8 gramos son de azúcar libre. Por si esto fuera poco, el segmento de población más consumidor es el de los niños y adolescentes, según informa el mismo estudio. En el capítulo 5 abordaremos este tema con detenimiento.

La idea de este libro no es asustarte para que empieces a cambiar la dieta de tus hijos, sino ayudarte a tener claros los motivos por los que vale la pena el cambio. Sin embargo, es importante que conozcas qué riesgos tiene para la salud el consumo frecuente de alimentos insanos y dispongas de la información necesaria para saber tanto lo que quieres como lo que no quieres.

A continuación presentamos algunos ejemplos de cómo una mala alimentación en la población infantil puede ser la puerta de entrada a ciertos problemas de salud o suponer el agravamiento de otros.

El trastorno por déficit de atención con hiperactividad (TDAH) es un trastorno que afecta a cerca del 3,4 % de los niños y adolescentes de todo el mundo, cosa que lo convierte en uno de los trastornos psiquiátricos más comunes en la infancia y la adolescencia. Un estudio publicado en la revista *Pediatrics* en 2017, realizado con 120 niños y adolescentes, 60 de ellos diagnosticados de TDAH y otros 60 como grupo de control, observó que los que presentaban TDAH ingerían comida rápida, dulces y bebidas azucaradas con más frecuencia que los que no tenían este trastorno. También se observó que los niños con TDAH comían menos frutas y verduras. A pesar de que se necesita más investigación, como afirman los autores, para ver la relación causa-efecto, como padres merece la pena que tengamos en cuenta estos datos, que nos demuestran la importancia de una alimentación saludable para la salud de nuestros hijos e hijas. Otros estudios anteriores a este también relacionaban el consumo de alimentos procesados y ultraprocesados, y el bajo consumo de fruta y verduras, con el diagnóstico de este trastorno.

Por otro lado, al incremento en la ingesta de este tipo de alimentos llamados malsanos, se une un aspecto clave como es la disminución importante de la actividad física practicada por los niños, debido a los cambios en el ocio infantil y la forma de desplazarse y el aumento de la urbanización. Hablaremos de la actividad física y cómo aumentarla en el capítulo 6, pero es bueno conocer la situación actual del sedentarismo. Según el estudio ANIBES de 2017, un alto porcentaje (48,4 %) del grupo de los niños y del grupo de los adolescentes en España no cumple las recomendaciones sobre el tiempo destinado a realizar actividades sedentarias, especialmente (y paradójicamente también) durante los fines de semana (84,0 %).

Todo esto provoca que muchos niños crezcan en un entorno denominado obesogénico, y que la Organización Mundial de la Salud define como un entorno que fomenta la ingesta calórica elevada y el sedentarismo. Se tiene en cuenta también en la definición la gran disponibilidad de alimentos de hoy en día, muy asequibles, accesibles y promocionados con intensas campañas de marketing; las oportunidades que tiene la población para practicar una actividad física, y las normas sociales en relación con la alimentación y la actividad física.

Has de saber que las respuestas conductuales y biológicas del niño a este entorno obesogénico pueden estar determinadas incluso desde antes de su nacimiento, lo cual hace más importante, si cabe, la adopción de estrategias como la lactancia materna durante los primeros seis meses de vida si es posible y el seguimiento de una dieta saludable, junto a mayor actividad física en todas las etapas de la infancia y la adolescencia. Así lo recoge la Organización Mundial de la Salud en el *Informe de la Comisión para acabar con la obesidad infantil*.

En el año 2013, la revista *Pediatric Endocrinology, Diabetes and Metabolism* se hizo eco de una investigación que reconocía que el exceso de peso corporal puede ser consecuencia de diversos factores, entre los que destacan la carga genética, los trastornos endocrinos y el consumo de algunos medicamentos. Los autores de la investigación hablan de la «obesidad simple» como de la más frecuente. Hablan de un desajuste entre la ingesta de calorías a través de alimentos malsanos y el gasto energético asociándolo al entorno obesogénico en el que vivimos. Si consultamos datos acerca de la ingesta de energía por parte de la población infantil en España, según el estudio ANIBES, en los niños de entre 9 y 12 años la ingesta media diaria de energía se sitúa en 1.960 ± 431 kcal/día. Mientras que los varones de menor edad incrementan su ingesta hasta las 2.006 ± 456 kcal/día, las niñas tienen una ingesta media de 1.893 ± 385 kcal/día. Por otro lado, los adolescentes de entre 13 y 17 años consumen una media de 2.018 ± 508 kcal/día, siendo ligeramente superior la ingesta en varones (2.124 ± 515 kcal/día) que en mujeres (1.823 ± 436 kcal/día). Esto quiere decir que las ingestas de calorías superiores a estas, a través de alimentos malsanos principalmente, podrían ocasionar problemas de aumento de peso corporal.

Por poner otro ejemplo que demuestra la importancia sobre la salud que tiene un leve aumento en el consumo de calorías, y más si es mediante alimentos con poca calidad nutricional en la población adulta y en particular en la población infantil, cabe citar el artículo «Childhood and adolescent obesity: how many extra calories are responsible for excess of weight?», de la doctora Pereira y su equipo de investigadores, sobre el estudio que concluye que los niños y los adolescentes están aumentando gradualmente de peso debido a un pequeño pero persistente balance energético diario de entre 70 y 160 kcal por encima de la energía total adecuada para su crecimiento. Según los autores, reducir la ingesta diaria de calorías junto a la promoción de más actividad física ayudaría sin duda a reducir estos efectos negativos. Como padres necesitamos estrategias para poder influir de manera positiva en nuestros hijos y abordar estas situaciones, cada vez más cotidianas, que a menudo nos causan una gran frustración.

En la tabla siguiente verás una lista de alimentos habituales en la población infantil con información acerca de la cantidad de kilocalorías, grasas saturadas, colesterol, azúcar y sodio que aporta cada porción de dichos alimentos. Como podrás observar, es muy fácil ingerir las 70-160 kcal determinantes que comentamos en el párrafo anterior. Estos alimentos los niños los toman en diferentes momentos del

ALIMENTO	CANTIDAD (GR)	KCAL	GRASA SATURADA (GR)	COLESTE-ROL (MG)	AZÚCAR (GR)	SODIO (MG)
CEREALES Y DERIVADOS						
Galleta tipo *cracker*	30 g	125,7	3,5	0	0,6	330
Galleta tipo maría	30 g	136,2	5,7	0,6	8,0	65.1
Galleta Príncipe de chocolate	30 g	145,5	7,2	4,5	10,3	108
Cereales de desayuno con chocolate	30 g	117,9	0,8	0	10,9	210
Galletas de mantequilla	30 g	144	6	32,1	7,5	123
Galleta tipo Digestive	30 g	139,5	6,2	12,3	4	180
Galletas de chocolate tipo *cookies*	30 g	146,4	6,9	26,4	8	66
POSTRES LÁCTEOS						
Natillas comerciales	125 g (1 envase)	163,8	3,1	12,5	19,6	83,8
Petit Suisse, con frutas	60 g (1 unidad)	71,4	1,4	6,0	9,2	21,6
Mousse de chocolate	55 g (1/2 unidad)	134,2	2,6	0	19,9	34,7
Flan de vainilla	100 g (1 unidad)	105	1,3	12	16,4	48,0
Helado de vainilla	80 g (1 bola pequeña)	149,9	5,1	24,8	16,8	55,2
BOLLERÍA						
Magdalena	30 g (1 unidad)	115,5	3,7	60,9	5,8	63,3
Croissant	40 g (1 unidad pequeña)	162,0	4,0	20,0	3,0	196,8
Bizcocho	30 g	105,3	0,3	39,6	15	30,6
Donut comercial	30 g (1/3 de unidad)	123,6	3,4	6,3	4,3	67,6
PATATAS FRITAS						
Chips	30 g	161,4	2,3	0	0,2	210

día, tanto por la mañana como por la tarde, incluso por la noche. Si te fijas bien, todos ellos son alimentos procesados que tus hijos no necesitan en absoluto para tener un crecimiento y una salud adecuados.

El aumento en el consumo diario de calorías procedentes en su mayor parte de alimentos malsanos se refleja en las cifras de sobrepeso y obesidad en la población adulta e infantil, que a continuación detallamos.

Según Unicef, en el año 2014, 41 millones de menores de 5 años tenían exceso de peso.

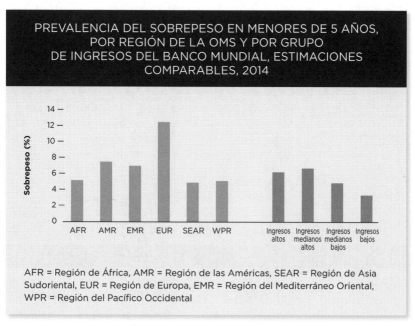

PREVALENCIA DEL SOBREPESO EN MENORES DE 5 AÑOS, POR REGIÓN DE LA OMS Y POR GRUPO DE INGRESOS DEL BANCO MUNDIAL, ESTIMACIONES COMPARABLES, 2014

AFR = Región de África, AMR = Región de las Américas, SEAR = Región de Asia Sudoriental, EUR = Región de Europa, EMR = Región del Mediterráneo Oriental, WPR = Región del Pacífico Occidental

Fuenle: UNICEF. OMS, Banco Mundial. Joint Child Malnutrition Estimates. (UNICEF, Nueva York; OMS, Ginebra; Banco Mundial, Washington, D.C.; 2015).

En la población escolar europea, uno de cada cinco niños presenta exceso de peso. En España, según datos oficiales obtenidos a través del estudio ALADINO, elaborado por la AECOSAN (Agencia Española de Consumo, Seguridad Alimentaria y Nutrición), donde participan más de diez mil escolares, niñas y niños entre los 6 y los 9 años, el exceso de peso en la población infantil disminuyó 3,2 puntos desde el año 2011 hasta el 2015. La prevalencia de sobrepeso se sitúa en el 23,2 % y la prevalencia de obesidad, en el 18,1 %, siendo mayor en niños que en niñas. Según informes de la Generalitat, en Cataluña el 25,7 % de la población infantil tiene sobrepeso y el 16,8 %, obesidad. Son datos sin duda positivos, aunque siguen advirtiendo que el exceso de peso en la población infantil está muy generalizado, lo que indica que hay que mejorar la alimentación de nuestros hijos e hijas.

¿Qué ocurre en el resto del mundo?

En Estados Unidos, los niños pesan una media de 5 kilos más que hace treinta años, y uno de cada tres tiene un IMC superior al recomendado.

Con respecto a América Latina, donde el problema del sobrepeso es también muy importante, en México, concretamente, la Encuesta Nacional de Salud y Nutrición ENSANUT del año 2016 evaluó la prevalencia de sobrepeso y obesidad en niños, adolescentes y adultos. En cuanto a la población infantil, que incluye a los niños de 5 a 11 años, los resultados son los siguientes:

- Tres de cada diez menores padecen sobrepeso u obesidad.
- Se incrementa progresivamente la prevalencia combinada de sobrepeso y obesidad en zonas rurales y en ambos sexos.

En el resto de la región, la Organización Mundial de la Salud estima que la prevalencia de sobrepeso se sitúa en un 8 % en el caso de los niños menores de 5 años.

El sobrepeso se ha convertido en un verdadero problema de salud pública debido a la enorme comorbilidad o morbilidad asociada (cardiovascular, metabólica, oncológica, etcétera), como reconoció la misma Organización Mundial de la Salud en 2013. En la población infantil y adolescente, aun es más preocupante, pues los niños obesos tienen más probabilidades de desarrollar, en la edad adulta, una serie de afecciones, entre otras:

- cardiopatías
- resistencia a la insulina
- trastornos óseos y musculares
- algunos tipos de cáncer (endometrio, mama y colon)
- alteraciones del estado de ánimo
- discapacidad

Por todos estos motivos, se hace necesario que se trabaje conjuntamente para mejorar la alimentación de los más pequeños, y el papel de los padres y las madres aquí es muy importante. La Organización Mundial de la Salud, a través de su estrategia mundial sobre régimen alimentario, actividad física y salud, define las funciones que deben desempeñar los diferentes actores de la alimentación, entre los que destacamos los padres y las escuelas, además de los gobiernos, la industria y los profesionales de la salud.

Nos centraremos en nuestro papel como padres y madres, cuyo control está a nuestro alcance y sobre el que podemos intervenir de una forma directa. Tenemos la capacidad de influir positivamente en el comportamiento de nuestros hijos fomentando la presencia y disponibilidad de alimentos y bebidas saludables y animándolos a aumentar la actividad física. Pero ¿esto cómo se hace?, te preguntarás. Pues bien, se necesitan nuevas maneras de abordar la cuestión, nuevas perspectivas, y es aquí donde el coaching nutricional se muestra como una herramienta tremendamente eficaz para madres y padres. Como se recoge en el libro *Coaching nutricional. Haz que tu dieta funcione*, en uno de los capítulos hablamos del concepto «determinismo recíproco», acuñado por el psicólogo Albert Bandura, autor de una de las teorías en las que se sustenta el coaching nutricional. Este concepto se refiere al hecho de que las personas recibimos la influencia del entorno, al que tomamos como modelo para adaptar nuestra conducta, así el entorno nos determina, pero al mismo tiempo tenemos el poder de hacer cambiar al entorno con nuestro ejemplo. El entorno me influye y yo influyo en el entorno. Por eso el ejemplo materno y paterno son tan importantes. Insistiremos en esta área a lo largo del libro para generar cambios positivos en nuestros hijos, lo cual te avanzamos que es posible y lo podrás hacer tú mismo. Has de saber que el primer aprendizaje alimentario de los niños se hace en el entorno familiar y después en otros lugares como la escuela, por eso nuestra influencia es determinante.

Sobre el papel que desempeña la escuela, conviene tener en cuenta la evidencia de que muchos niños y niñas pasan cada vez más tiempo en las escuelas. El ritmo de la vida diaria hace que puedan permanecer desde la mañana hasta la tarde en el entorno escolar, por ello es importante no olvidar que este es un medio muy propicio para aumentar los conocimientos sobre alimentación saludable y actividad física. De ahí que las escuelas también tengan un papel fundamental, aunque nunca sustituirá al de la familia. Desde la perspectiva del coaching nutricional, es básico asumir la responsabilidad individual, en este caso como madres y padres que somos. Aunque a menudo pensamos que poco tenemos que hacer cuando media la escuela, lo cierto es que podemos incidir en aquellos aspectos que dependan de nosotros, en este caso, las comidas en el hogar y las comidas que los niños toman en la escuela pero que preparamos en casa (media mañana, merienda). Además, en el caso de un niño que come en el comedor del colegio todos los días durante un curso académico, se calcula que aproximadamente entre el 10 y el 15 % del total de su alimentación depende del colegio, y el 85 o el 90 % restante depende de nosotros, los padres y madres. No pases por alto este dato, ya que muchas veces culpamos a las escuelas de la mala alimentación de nuestros hijos, y en realidad no tenemos toda la razón.

¿Y qué puede hacer el coaching nutricional para ayudarnos como madres y padres?

Pues es una buena pregunta, y la respuesta es orientarnos para que las madres y los padres podamos liderar el cambio que suponga mejorar la alimentación de nuestros hijos. A menudo en las revistas, blogs, libros, vídeos de YouTube, conferencias de expertos, etcétera, se nos dice lo que tenemos que hacer como padres y madres: qué platos preparar, qué nutrientes esenciales dar a nuestros hijos, que si calcio y fibra, que si nada de aceite de palma y sí aumentar el aceite de oliva, o reducir el pan blanco... Todos los consejos y guías, siempre que procedan de profesionales cualificados como dietistas-nutricionistas, se han de tener muy en cuenta, puesto que son básicos y necesarios. Sin embargo, muy pocas veces se nos dan pistas sobre cómo llevarlos a la práctica. No basta con tener la información, hay que saber cómo seguir las recomendaciones en nuestro día a día, y es aquí donde este libro, que se centra en la aplicación del coaching nutricional para niños y padres, te va a ayudar en este proceso tan necesario y apasionante.

Como te comentábamos al inicio del capítulo, el coaching enfocado a los hábitos alimentarios se conoce como coaching nutricional. Esta propuesta ha emergido durante los últimos años para ayudar a las personas a implementar acciones relacionadas con su comportamiento y su estilo de vida que mejoren su salud, fomentando la responsabilidad respecto del cuidado de uno mismo y de su entorno, en este caso nuestros hijos. La investigación ha demostrado que es un planteamiento prometedor y que da buenos resultados en la población adulta y, lo más importante ya que es lo que nos atañe en este libro, en la población infantil.

Para ver la eficacia del coaching nutricional es bueno conocer datos científicos al respecto. En el año 2011 en Canadá, en el hospital infantil Stollery se llevó a cabo una investigación que tenía como objetivo determinar las diferencias en el control del peso entre dos intervenciones que utilizaban diferentes técnicas de coaching y un grupo de control. El estudio se realizó durante 4 o 5 meses y participaron 54 adolescentes de entre 13 y 17 años con un índice de masa corporal elevado (indicativo de exceso de peso). Las intervenciones fueron llevadas a cabo por dietistas-nutricionistas colegiados. Los participantes que completaron la intervención mostraron mejoras superiores en las dos intervenciones que utilizaron técnicas de coaching respecto a las del grupo de control, que no las aplicó.

Más recientemente, nuestro grupo de investigación realizó dos proyectos, el primero de los cuales consistió en una revisión bibliográfica, publicada en el año 2014 en la *Revista Española de Nutrición Humana y Dietética*, entre cuyas conclusiones afirmaba que sí se ha probado la efectividad del coaching en la modificación de distintos aspectos de la conducta en grupos poblacionales con hábitos no saludables como la inactividad física y una dieta inapropiada, o de situaciones como el estrés, la propensión a la diabetes tipo 2 y la obesidad, entre otras. El segundo proyecto consistió en una revisión sistemática, publicada el año 2016 en la revista *Nutrición Hospitalaria*, en la que se concluye que el coaching nutricional es efectivo para bajar de peso.

Por todo lo que se ha comentado en este capítulo, la apasionante labor que tenemos como padres y madres en la educación de nuestros hijos, y por supuesto en su relación con la alimentación, se convierte en un verdadero reto. Estamos seguros de que a lo largo de los diferentes capítulos que forman este libro irás descubriendo una nueva forma de relacionarte con tus hijos, basada en la filosofía y la metodología del coaching nutricional, que te ayudará sin duda a llevar adelante de un modo progresivo y sobre todo duradero esos cambios hacia una alimentación más saludable en familia.

En los procesos de coaching nutricional, solemos formularle una pregunta a nuestro cliente en el momento de cerrar la sesión: «¿Qué te llevas de esta sesión?» Igual que si estuvieras en un proceso de coaching, para que no solo reflexiones acerca de las cosas que te vamos contando en el libro, sino que además te sirvan para ponerte manos a la obra, cada capítulo lo terminaremos con el recuadro «¿Qué te llevas?», en el que te invitamos a que anotes qué te ha inspirado la lectura, qué ideas o reflexiones más importantes te llevas de ese capítulo en concreto.

¿QUÉ TE LLEVAS DE ESTE CAPÍTULO?

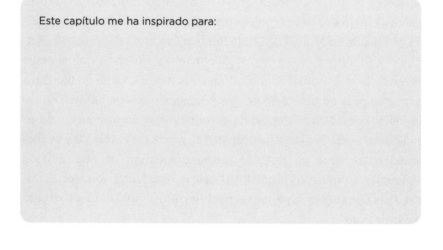

Este capítulo me ha inspirado para:

2

COACHING NUTRICIONAL PARA NUESTROS HIJOS

No prepares el camino para el niño,
prepara al niño para el camino.

Anónimo

Cualquiera que sea el papel que desempeñamos —padre o madre, abuelo o abuela, tutor o responsable— en su vida, educamos a nuestros niños tan bien como sabemos y podemos. Nos preocupa hacerlo bien, prepararlos correctamente para la vida adulta, y la cuestión es que existen diferentes posiciones respecto a lo que significa preparar a los hijos para la vida adulta. Cada uno lo hace lo mejor posible, y en función del orden de prioridades que tenga en la vida, el cual se va estableciendo según criterios adquiridos aquí y allá, un poco de lo que has aprendido en tu familia, otro poco de lo que has conocido por tu cuenta y el resto de las experiencias que has vivido. Cuando te conviertes en padre transmites tus valores a tus hijos y les muestras el mundo y las reglas del juego de la vida tal como las entiendes en cuanto a adulto.

Las reglas del juego y el orden de prioridades no son los mismos para todos. Sin embargo, en la actualidad prolifera la idea de que los niños tienen que estar muy preparados para triunfar en nuestra competitiva sociedad, y con el afán de lograr convertirlos en hombres y mujeres de provecho el día de mañana, perdemos de vista el norte y podemos extralimitarnos. Nos referimos al caso del niño o la niña que está apuntado a todas las extraescolares habidas y por haber de lunes a viernes, para asegurarse de que aprende inglés, chino y robótica, a la vez que practica tres deportes, fútbol, baloncesto y natación, sin desatender el desarrollo psicomotriz.

Un ejemplo de la presión del entorno es el anuncio de un colegio internacional que puede verse en diferentes lugares de la localidad de Sitges, en Barcelona. En el cartel hay una foto de varios niños con uniforme y una frase que dice: «Preparamos a los líderes del mañana». Como es lógico, todos los padres queremos lo mejor para nuestros hijos, pero eso no significa necesariamente que tengan que convertirse en futuros líderes. Parece que todos los niños estén obligados a destacar siendo los mejores, los más ricos y guapos, y excelentes en sus trabajos, lo cual sin duda genera una enorme presión tanto a educadores como a los propios niños. Si hay algo importante que deben liderar nuestros hijos, es su propia vida.

Los hiperpreparamos en materias escolares y extraescolares, y sin embargo los descuidamos en otros menesteres, como el modo de lidiar con los errores, de afrontar los retos sin abrumarse, de aprender a valorarse uno mismo independientemente de lo que haya hecho el compañero. Para estas actividades se requiere una cosa fundamental: nuestra atención y nuestra presencia.

A lo que no destinas tiempo, no sucede.
Destina tiempo a lo que quieras que suceda.

A comer saludablemente no se aprende en las extraescolares, y, a pesar de lo que muchos padres puedan pensar, este aprendizaje tampoco es tarea exclusiva del comedor escolar, como ya hemos apuntado en el capítulo anterior. Esta responsabilidad es sobre todo competencia de la familia, porque si de algo deberíamos preocuparnos los padres en lo que respecta al bienestar de nuestros hijos, es de sus hábitos alimentarios. Y esta es una labor tan importante como difícil. A muchos padres les invade una sensación de impotencia cuando intentan conseguir que sus hijos coman correctamente. Porque, no nos vamos a engañar, una cosa es conocer las recomendaciones acerca de la alimentación infantil y otra, conseguir que tus hijos las sigan. Hasta los padres más disciplinados y los que normalmente logran hacerlo todo «de manual», se quiebran cuando se enfrentan cara a cara con el reto de la merienda saludable o de la incorporación de la verdura al menú semanal. «Quiero que a mi hijo le guste la verdura», nos dicen muchos de los padres con los que trabajamos en la consulta. Y aquí tampoco queremos engañarte: es posible lograrlo, sin embargo, hasta conseguirlo se requiere andar un camino que puede resultar duro al principio, pero que se vuelve más agradable conforme vas avanzando en él. Que tus hijos coman saludablemente es un viaje que no tiene fin, puesto que más que un destino es una dirección, un rumbo. Una vez lo hayas conseguido, no puedes desentenderte y dejar de hacerlo. Y como en el coaching nutricional formulamos preguntas para que tomes conciencia de las cosas, te lanzamos la primera:

➡ *¿Te planteas la alimentación de tus hijos como un destino o como un rumbo?*

Puedes escribir tu reflexión aquí:

El camino, como te decíamos, tiene altibajos. Pasamos por una etapa en la que el niño come lo que le presentamos sin problema. Cuando tu hijo es todavía bebé tú decides lo que le das de comer, y si no lo quiere, lo habitual es que gire la cara o te plante un regalo en la camiseta porque te ha escupido la papilla. Pero este rechazo puede tener que ver con la exposición a un sabor nuevo o una palatabilidad desconocida, y es diferente al que manifiestan luego, fruto de la influencia del entorno. Los gustos y preferencias de los niños pueden cambiar, para bien o para mal.

Vanesa, clienta en un proceso de coaching nutricional, recordaba la alegría con que se comía el puré de espinacas su hijo Mario a los dos años. Tiene una foto en su habitación de un mural que hizo cuando Mario iba a la guardería, un *collage* de fotos de momentos especiales, escogidas para que el niño pueda compartir esos instantes con sus compañeros y hacer que lo conozcan, y se reconozca, mejor. Pues en ese mural está Mario con la boca manchada de verde intenso, con los restos del puré de espinacas que se está comiendo, todo orgulloso, «él solito». Esto es una prueba de que el gusto de los niños va cambiando, puesto que hoy, a los seis años, el puré de espinacas ya no es su plato preferido y Vanesa, su madre, está intentando tener la cintura necesaria para ir adaptándose a las circunstancias, variando el camino sin dejar de tener en mente el destino, que es conseguir que su hijo aprenda a comer saludablemente y quiera hacerlo.

Una de las frases con las que reflexionamos durante el proceso de coaching es la siguiente:

Muchos pasos hacen un viaje. Sin embargo, no hace falta pensar todo el tiempo en el viaje, sino que basta con concentrarse en el siguiente paso.

Quédate con la idea de que **un paso es mejor que ninguno**. Un trozo de manzana es mejor que ninguna manzana.

Fijarse objetivos específicos y realistas es una de las estrategias esenciales en un proceso de coaching nutricional, tal como se concluye en la revisión sistemática publicada en 2016 en la revista *Nutrición Hospitalaria*. Centrarse en un objetivo concreto y alcanzable lleva a creer que uno tiene la habilidad de cumplir un objetivo particular, lo que aumenta el sentido de autoeficacia y a menudo da más energía y aumenta el interés por continuar con otros objetivos relacionados, cosa que saben muy bien los profesionales que usan el coaching en el ámbito de la salud. También es una forma de prevenir las recaídas, puesto que si nos planteamos metas demasiado desafiantes es más probable que no logremos alcanzarlas y perdamos las ganas de continuar intentándolo. **Por eso uno de los lemas de este libro es:**

Mejor un paso que ningún paso.

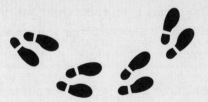

OBJETIVO

DESCOMPONER EL OBJETIVO
dividir el objetivo en pequeñas metas que pueden ser asumidas

«Muchos pasos hacen un viaje.
Sin embargo, no hace falta pensar todo el tiempo en el viaje,
sino que basta con concentrarse en el siguiente paso».

Una de las dificultades que entraña educar a tu hijo para que coma saludablemente radica en que el niño a los dos años no es el mismo que a los seis. A esta edad, en la que ya comparten comidas con sus compañeros en el comedor de la escuela, empiezan a ser conscientes de los gustos y preferencias de los demás y copian comportamientos. Comienzan a rechazar verduras y frutas. Observan y comparan y quieren ser como sus amigos: «Si Pedrito no come verdura, yo tampoco».

Seremos más eficaces si en lugar de ignorar o negar la presión que ejerce el entorno, la tenemos en cuenta y sabemos jugar la baza de la importancia que tienen para ellos sus referentes, sean estos sus amigos o sus ídolos, y, ¿por qué no?, sus padres, ¡claro que sí!

Sabemos que te enfrentas a múltiples obstáculos, pero por muchos que sean no van a conseguir detenerte, porque el coaching te enseña a mirar hacia delante y a centrarte en las soluciones, dándote herramientas para superar todo aquello que limita tu crecimiento. Queremos que este libro sea un libro que te movilice. Más allá de señalar lo que es la comida saludable y lo que debería o no debería comer un niño, pretendemos ayudarte a tener claro cómo conseguir lo que te has propuesto. Esto no es un manual de «deberías», sino de elecciones, de toma de decisiones saludables que os implican a ti, a tus hijos y a tu familia. Para ello te exponemos perspectivas y enfoques diferentes y te facilitamos las estrategias y herramientas que usamos en el coaching nutricional, y que podrás poner en práctica y usar de forma individual o acompañada de los niños.

Tal vez conozcas algunas de las propuestas que te haremos y las estés practicando incluso, puesto que sobre esto de la crianza y educación de los niños se han escrito muchos libros ya. Cuando se trata de educar, sea en el terreno que sea, lo que se necesita sobre todo es sentido común, mucha paciencia, amor y dedicarle al asunto que nos ocupe todo el tiempo que haga falta. No obstante, en el libro encontrarás referencias y recomendaciones basadas en las evidencias científicas, y fundamentadas en el trabajo y la opinión de expertos, que pueden sumarse al amor por tus niños y tu compromiso con su educación.

Son muchos los libros publicados sobre alimentación infantil y sobre cómo tratar a los niños para que coman más saludablemente, pero te recomendamos el de Julio Basulto, *Se me hace bola*. Lo que te aportará el libro que ahora estás leyendo es el punto de vista del coaching nutricional. Si quieres cambiar, es preciso que estés motivado. Los expertos afirman que el cambio de comportamiento se ve más condicionado por la motivación que por la información.

¿Qué aporta el coaching a la cuestión de educar a nuestros hijos para que coman saludablemente?

La propuesta del coaching es apoyar a los padres para que lideren el proyecto del cambio hacia la alimentación saludable en familia. En el libro hacemos hincapié en la parte de la perspectiva desde la que se afronta este reto porque el coaching nutricional es mucho más que un conjunto de técnicas o de recursos a aplicar. El coaching nutricional es una filosofía de vida, una manera de entender la relación con nosotros mismos y con las personas que nos rodean.

Esta filosofía se desarrolla a partir de cuatro principios:

- Tomar conciencia.
- Asumir la responsabilidad.
- Tener confianza.
- Orientarse a soluciones.

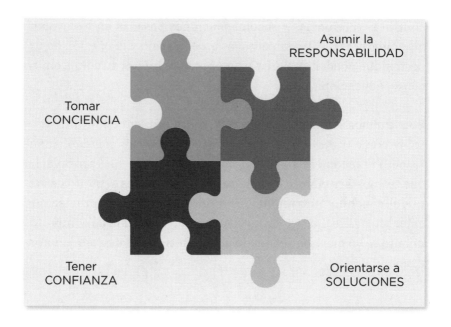

> Tomar conciencia:

Tomar conciencia es uno de los principios que fundamentan la perspectiva del coaching nutricional. Antes de ser padres no solemos prestar atención a lo que comemos ni ser conscientes de si nuestra alimentación es adecuada o no. Ocurre, sin embargo, que cuando somos padres o estamos a punto de serlo muchas veces aparece como por arte de magia la conciencia de lo que comemos o comen los nuestros. Son muchas las mujeres que cuando se quedan embarazadas empiezan a comprender que su alimentación no es la más adecuada y piden cita en nuestra consulta. Este es el primer paso para el cambio, sin duda. En otras ocasiones, el coach es el que ayuda al padre o madre a tomar conciencia de ello, a descubrir sus fortalezas y sus recursos y a saber qué obstáculos puede encontrarse en el camino, con el propósito de anticiparse a ellos y ser más capaz de salvarlos cuando de verdad se los encuentre.

En las sesiones de coaching se empieza por una aceptación empática del pasado de la familia, de los padres y los niños, un reconocimiento de las lecciones aprendidas y una observación del presente con una mirada centrada en las posibilidades. Se aumenta la motivación y el sentido de autoeficacia poniendo el foco en las fortalezas e intereses de la persona. Si has intentado anteriormente que tus hijos coman fruta, y lo has conseguido durante unas semanas pero luego has abandonado, el enfoque del coaching orienta tu mirada hacia lo que has aprendido de esa experiencia: ¿qué hiciste para lograrlo durante esas semanas? ¿Cuáles fueron las estrategias que pusiste en práctica y los recursos que movilizaste?

Durante todo este proceso de cambio oriéntate hacia tus puntos fuertes y a los de tus hijos.

Volviendo al principio de tomar conciencia, ahora sería el momento de reflexionar acerca de preguntas importantes como:

¿Para qué comer de manera saludable es algo importante para ti y para tus hijos?

¿EN QUÉ FASE DE LA MOTIVACIÓN PARA EL CAMBIO OS ENCONTRÁIS?	MARCA CON UNA X	MENSAJE
No necesitamos cambiar.		¡Felicidades!
Estaría bien cambiar, pero...		¿Qué os impide hacer el cambio?
Vamos a cambiar.		Definamos un plan de acción.
Estamos cambiando.		Manteneos centrados en el plan.
¡Ya somos una familia saludable!		¡Enhorabuena!

➡ *¿Cómo es vuestra alimentación en este momento?*

➡ *¿Cuál es el paradigma que domina tu vida en relación con tu alimentación y la de tus hijos? En tu caso, ¿para qué lado oscila el péndulo?*

> Hacia el lado de «Odio comer sano. Es un fastidio, lo hago durante un tiempo pero solo porque me preocupa el peso, y después como dulces y grasas a porrillo».
> Hacia el lado de «Me gusta comer sano. Lo hago porque quiero y es la forma en que deseo que se alimenten mis hijos».

➡ *¿Qué es lo que les estás transmitiendo a tus hijos con tu manera de situarte en la vida y con respecto a la comida?*

Si te ven feliz de llevar un estilo de vida saludable, tus hijos estarán más motivados para seguirte. ¿Cuáles han sido los mensajes que han oído anteriormente en casa acerca de la comida saludable? ¿Cuántas veces te han visto despotricar por tener que comer verdura? ¿Cuántas veces te han visto atiborrarte de comida basura mientras te jactas de estar dándote un homenaje? ¿Hay coherencia entre lo que les dices a tus hijos y lo que practicas? Tú eres un ejemplo para ellos.

«Lo que haces habla tan fuerte que no puedo escuchar lo que me dices.»

RALPH WALDO EMERSON

Aunque el motivo de tu preocupación sean tus hijos, el cambio lo inicias tú. Antes de pretender cambiar la alimentación de tus hijos, es necesario que te mires a ti mismo para valorar cuál es el ejemplo que les estás dando a ellos. Y es más, no basta con mirarse a uno mismo, sino que la madre y el padre deben evaluarse conjuntamente, puesto que puede haber conflicto entre sus paradigmas y su manera de entender la comida y de relacionarse con ella. ¿En cuántas casas conviven dos formas de entender la alimentación? La que muestra papá y la que nos enseña mamá.

Trabajar con los padres y no con el niño es lo que proponen algunos investigadores que apoyan las intervenciones para la mejora de la alimentación infantil actuando únicamente con los padres, basándose en que esta propuesta tiene ventajas como la reducción del personal que participa en la investigación, de los materiales, del espacio físico y del dinero, y, potencialmente, la menor estigmatización del niño. Así lo recogen D. M. Janicke, de la Universidad de Florida, o M. Golan, de la School of Nutritional Sciences, The Hebrew University of Jerusalem, en sus publicaciones científicas.

Además, los padres desempeñan un papel de liderazgo en la familia, por lo que las intervenciones diseñadas para que estos ayuden a establecer y mantener ambientes hogareños saludables y sirvan como modelos positivos para sus hijos son lógicas y apropiadas, y están respaldadas en revistas de prestigio y alto impacto, como *International Journal of Obesity*, *Journal of the American Academy of Pediatrics* and *Obesity*.

Sabemos que llevar una alimentación sana con los niños no es tarea fácil y requiere convicción y determinación, puesto que son numerosas las barreras con las que te vas a encontrar diariamente. También sabemos, por el contrario, que son muchos los beneficios que te reportará tomar esta decisión.

Si tienes sentimientos ambivalentes acerca de si cambiar o no cambiar tu alimentación, te invitamos a que valores los pros y los contras con la herramienta La Balanza, antes de llevar a cabo ninguna acción de mejora.

LA BALANZA

Qué tiene de bueno no cambiar

Tienes buenas razones para hacer lo que estás haciendo actualmente. Por ejemplo, en general implica menos esfuerzo mantener las cosas tal y como están que modificarlas. Piensa por un momento qué tendría de bueno no hacer absolutamente ningún cambio en la alimentación de tus hijos y en la tuya, ni en tu estilo de vida.

Marta, madre de dos niños de 5 y 8 años, nos contestó: «No me tengo que preocupar por prepararles la merienda con opciones saludables. Cualquier cosa me vale».

Qué tiene de malo no cambiar

Pero si no haces ningún cambio y seguís haciendo lo que estáis haciendo, ¿qué pasará a largo plazo? ¿Cómo afectará eso a tu vida y a la de tus hijos?

En este caso, Marta respondió: «Si continúo llevándoles bollería o lo primero que pillo, se pueden agravar sus caries y no les enseño a comer bien a mis hijos. Eso no me gusta. Me hace sentir culpable».

Qué tiene de bueno cambiar

Si vas incorporando cambios en tu alimentación y estilo de vida, ¿qué beneficios crees que obtendrás? ¿Cómo afectarán esos cambios a las personas que son importantes para ti? ¿Cómo afectará a lo que es realmente importante en tu vida?

«Si empiezo a planificar las meriendas y les llevo comida más adecuada como bocadillos, fruta cortada o algunas recetas que he visto en un blog de comida sana, mis hijos estarán más sanos y yo me sentiré mejor conmigo misma», nos contestó Marta.

Para cambiar tendrás que hacer una serie de concesiones, renunciar a algunas cosas, superar algunos obstáculos... Piensa y detalla concretamente qué tiene de malo cambiar para ti y tus hijos.

Marta, que además de madre es fotógrafa y trabaja como autónoma, en este apartado identificó los siguientes elementos: «Pues cambiar significa que voy a tener que organizarme mejor el tiempo para preparar las meriendas con antelación, y también que voy a tener que lidiar con las quejas de mis hijos, pero no me importa porque estoy convencida de que esta es la mejor opción para ellos y porque además creo que soy capaz de darles meriendas que estén ricas y al mismo tiempo sean más sanas que los paquetes de galletas que acostumbro a llevarles. Soy fotógrafa y me considero creativa. Voy a usar la creatividad a la hora de preparar las meriendas de mis hijos».

Aquí tienes el cuadrante de La Balanza, donde puedes escribir tus respuestas y ver qué beneficios y contratiempos te supondría el cambio.

CONCRETAMENTE...	NO CAMBIAR NADA	HACER CAMBIOS
¿Qué tiene de bueno?		
¿Qué tiene de malo?		

Puedes hacer este ejercicio primero tú solo y después con tus hijos. Invítales a participar en esta reflexión. Muéstrales cuáles han sido tus respuestas para que comprendan en qué consiste el ejercicio.

➡ *¿De qué os habéis dado cuenta al realizar el ejercicio de La Balanza?*

Espacio para tus reflexiones

ASUMIR LA RESPONSABILIDAD

Otro de los principios que orienta esta filosofía de vida es la necesidad de asumir la responsabilidad. El coaching nutricional parte de la premisa de que cada uno de nosotros somos responsables y capaces de conseguir los objetivos que nos proponemos. Se sustenta en el convencimiento de que las personas nos sentimos más motivadas con aquellos compromisos que adquirimos nosotros mismos que con los que alguien nos impone. Cuando decimos personas, también nos referimos a los niños. Y si esta teoría es cierta, que lo es, puesto que hay numerosas publicaciones científicas que lo afirman, como el artículo de Ken Resnicow y sus colegas titulado «Motivational Interviewing for Pediatric Obesity: Conceptual Issues and Evidence Review», entonces es más acertado apostar por procesos en que los niños escojan por sí mismos comer saludablemente que obligarles a ello.

Escoger comer de manera sana es muy diferente que tener que comer de manera sana. Cuando uno elige comer sano es más capaz de decir que no en determinados momentos, cuando aparecen las tentaciones. Me hago responsable de mis decisiones y asumo sus consecuencias. Soy libre de realizar mis propias elecciones, pero no soy libre de las consecuencias que se deriven de ello.

Puesto que yo elijo, no dejo lugar a la queja. De algo que he escogido yo mismo no tengo a quién quejarme.

Yo elijo comer sano.

Queda claro entonces que una de las premisas del coaching es la siguiente: **yo soy responsable de conseguir mis objetivos.**

Sin embargo, cuando el objetivo que te planteas es que tus hijos coman saludablemente, el asunto se complica porque en realidad no eres tú el que tiene que alcanzarlo, sino ellos, por lo tanto el objetivo perseguido está fuera del círculo de tu control, no depende completamente de ti. Y aquí entra en juego otra premisa fundamental en el coaching: **tú puedes trabajar en aquello que dependa de ti, que tú controles**.

Cuando como padres nos preocupa que nuestros hijos tengan una alimentación saludable, seremos mucho más eficaces si reformulamos el asunto para convertirlo en un objetivo que dependa totalmente de nosotros. Por ejemplo, en lugar de desear que tus hijos coman de manera saludable, es más adecuado hacerse la siguiente pregunta: ¿qué puedo hacer yo para favorecer que ellos coman saludablemente? Céntrate en todo momento en lo que depende de ti, en lo que tú controles.

Para ello, te invitamos a que hagas el siguiente ejercicio. Está inspirado en una herramienta que aparece en el libro de Steven Covey, *Los 7 hábitos de la gente altamente efectiva*. Nosotros lo trabajamos tal como lo adaptó Natalia Nasarre, dietista-nutricionista de nuestro equipo, en una herramienta llamada Expandir la Onda.

EXPANDIR LA ONDA

La herramienta consiste en lo siguiente: imagínate un lago de agua estancada; ¿qué ocurre si tiras una piedra en medio? Se genera una onda que va expandiéndose desde el centro hacia fuera. Lo mismo ocurre con las preocupaciones, si no hacemos nada siguen ahí, inmóviles, como el agua. Pero si lanzamos piedrecitas al centro del lago, podemos hacer más pequeño el círculo de preocupaciones expandiendo el círculo de influencia.

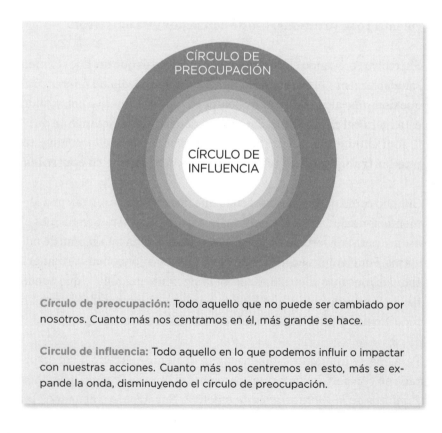

CÍRCULO DE
PREOCUPACIÓN

CÍRCULO DE
INFLUENCIA

Círculo de preocupación: Todo aquello que no puede ser cambiado por nosotros. Cuanto más nos centramos en él, más grande se hace.

Círculo de influencia: Todo aquello en lo que podemos influir o impactar con nuestras acciones. Cuanto más nos centremos en esto, más se expande la onda, disminuyendo el círculo de preocupación.

➡️ *¿Cuál es tu preocupación?* En este caso, que tus hijos coman saludablemente.

➡️ *¿Qué puedes hacer para expandir la onda y disminuir el círculo de preocupación?* Ofrecerles una alimentación saludable y enseñarles a disfrutar de la comida sana.

➡️ *¿Qué aspectos de esta preocupación están fuera de tu alcance?* El entorno y todo lo que no controlo yo directamente.

Por ejemplo, los anuncios de alimentos poco saludables dirigidos al público infantil que aparecen cada dos por tres en la televisión, la merienda que llevan los compañeros de clase o la que les da la abuela a nuestros hijos no son cosas que dependan totalmente de nosotros porque no están bajo nuestro control. Cuando nos quejamos de esto, nos estamos situando en nuestro círculo de preocupación. Nos situaríamos en nuestro círculo de influencia si habláramos con la abuela, o con las madres y los padres de los compañeros para que, si lo ven oportuno, tuvieran en cuenta opciones más sanas a la hora de preparar la merienda de sus hijos. También podríamos intentar evitar que nuestros hijos vieran los anuncios de comida que salen en televisión. Aun así, en realidad nada de esto está bajo nuestro control.

Lo interesante es ser proactivo y centrarse en otras muchas cosas que sí dependen directamente de ti. Seguro que ahora se te ocurren algunas y conforme vayas leyendo el libro verás que la cantidad de cosas que ubicas en tu círculo de influencia aumenta y, sobre todo, que lo importante no es cuántas cosas colocas dentro, sino que te ubiques dentro tú.

Dibuja tu propio círculo de influencia dentro del círculo de preocupación antes y después de trabajar con la herramienta Expandir la Onda.

➡ *¿Qué hay dentro de tu círculo de influencia y qué hay en el círculo de preocupación?*

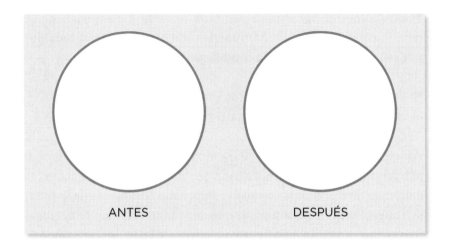

ANTES   DESPUÉS

Cuando tomas la determinación de afrontar los desafíos de la vida situándote en tu círculo de control ya no hay lugar para las excusas.

Cada vez que te das una excusa para no ofrecerte una alimentación saludable a ti y a tus hijos, le estás cediendo el poder a ese pretexto. Por ejemplo, cuando te quejas de que esa tarde no has tenido tiempo de preparar nada y has comprado algo de bollería industrial te estás alejando de tu círculo de influencia y le estás dando la fuerza a la falta de tiempo. No pretendemos que no ocurran contratiempos, porque ocurren: ¿a cuántos padres no les ha pillado el toro alguna vez con la merienda sin preparar? La diferencia es que cuando sucede algo así y lo ves desde la perspectiva del coaching, eres muy consciente de qué parte de responsabilidad tienes en aquello que ha pasado y procuras aprender de la experiencia para que no vuelva a repetirse. Y fíjate en que hemos dicho aprender, no castigarte.

Si cada vez que haces algo mal en tu tarea de ser padre te respondes castigándote, lo vas a pasar mal porque, aunque lo pretendas, ni tú ni ningún padre o madre es infalible. En esto de ser padres y de conseguir que los niños coman saludablemente aceptamos de antemano que es probable que cometamos errores, puesto que somos imperfectos, y como afirma Gregorio Luri, pedagogo y doctor en Filosofía, autor de la obra *Mejor educados*, «no podemos eliminar los desaciertos, pero podemos encontrar la manera de compensarlos».

El coaching estaría a medio camino entre la disciplina autoritaria que no deja margen de maniobra ni capacidad de decisión a nuestros hijos y una postura de *laissez-faire* que abogaría por la no intervención y la libre autorregulación del niño. Significa implicar en lugar de obligar, y para lograr la implicación nos apoyamos siempre que sea posible en la estrategia de que el niño tenga la sensación de que elige él. De esta manera empoderamos a la criatura, dejamos que experimente la agradable sensación de decidir por sí misma. Cuando tomamos nuestras propias decisiones nos sentimos más comprometidos con la elección porque, tal como afirma Stephen Rollnick, padre junto a William Miller de la entrevista motivacional, una máxima de la motivación es que los individuos somos más propensos a aceptar ideas que expresamos nosotros mismos y a actuar siguiendo nuestros propios planes.

El niño participa y decide, y nosotros, como adultos, nos hacemos responsables de ofrecerle al niño un entorno seguro para que pueda escoger entre unas alternativas correctas. Como padres debemos decidir dónde están los límites y mostrárselos cuando sea necesario. Eso significa aprender a decirle que no a tu hijo cuando la situación lo requiera: no te compro estas chuches en este momento, ahora no toca jugar a la consola, no te dejo mi teléfono móvil, etcétera.

Como expone Carl Honoré en su libro *Bajo presión*, vivimos una paradoja absoluta con la infancia, ya que por un lado protegemos, organizamos e impulsamos a nuestros hijos hasta el límite de nuestra capacidad y nuestro presupuesto, con el objetivo de que se conviertan en personas de provecho el día de mañana, pero por otro lado no nos vemos capaces de negarles ciertas peticiones, por miedo a que se enfaden o se frustren, consintiéndoles todo lo que piden y haciéndoles creer que en la vida van a obtener todo aquello que deseen sin esfuerzo.

Después, una vez convertidos en adultos, se irritan con ellos mismos porque no son capaces de autocontrolarse, les falta fuerza de voluntad para romper con ciertos hábitos, y darían lo que fuera, pagarían lo que les pidieran, para que apareciera alguien con una varita mágica y les otorgara el poder de negarse a ese trozo de pastel. Pero claro, de pequeños nadie les dijo que no ni les enseñó a autorregularse y a diferir la gratificación y la obtención del placer para que no se decepcionaran o para evitar que se enfadaran. Hoy en día, el autocontrol se ha convertido en una de las habilidades más importantes y más necesarias tanto en el terreno personal como en el profesional, según Daniel Goleman, autor de numerosos libros, entre ellos el *best seller Inteligencia emocional* y el más reciente ensayo titulado *Focus*, donde expone la necesidad de desarrollar la atención para alcanzar la excelencia y como forma de autocontrol, así como de mejorar la empatía con los demás para comprender la complejidad del mundo que nos rodea.

El estilo de crianza que predomina en el hogar es determinante a la hora desarrollar las competencias emocionales de que nos habla Goleman, y también a la hora de crear hábitos de alimentación y vida saludables, tal como se expone en una investigación publicada en 2017 por científicos del Departamento de Pediatría de la Universidad de Alberta, en Canadá. Según la teoría de sistemas familiares, tratada en esa investigación y expuesta por Broderick, el estilo de crianza de los hijos se conceptualiza como el clima emocional en el que se llevan a cabo las prácticas parentales y puede influir en los comportamientos relacionados con el estilo de vida y en el control del peso de los niños, porque representa el contexto en el cual los padres desarrollan el comportamiento específico que va definiendo el estilo de vida de la familia.

Una de las clasificaciones de los estilos de crianza que se recogen en la literatura científica es la que expone en su artículo Baumirind. El autor distingue tres tipos distintos: la crianza con autoridad, la crianza autoritaria y la crianza permisiva.

> **La crianza con autoridad:** Incorpora la toma de decisiones compartida, las altas expectativas acerca de los hijos junto con el calor y la compasión, y el establecimiento y la aplicación de límites y consecuencias apropiados a las acciones de los hijos. La paternidad con autoridad se asocia a mejores resultados, entre ellos las prácticas alimentarias más saludables y las tasas más bajas de obesidad en niños, tal como reflejan E. Sleddens y H. Patrick en sus respectivos artículos, «General parenting, childhood overweight and obesity-inducing behaviors: a review» y «A review of family and social determinants of children's eating patterns and diet quality».

> **La crianza autoritaria:** La paternidad autoritaria se caracteriza por depositar unas altas expectativas en los niños; sin embargo, a diferencia de la crianza con autoridad, en el seno de la familia se dan pocas muestras de calor y compasión y, en cambio, se exigen altos niveles de disciplina y se ejerce un control rígido. La crianza autoritaria se puede asociar a niños excesivamente controlados por sus padres, lo que dificulta que los pequeños desarrollen competencias emocionales de autonomía y autorregulación, según publicó Zubatsky, del Departamento de Medicina Familiar y Comunitaria de la Universidad de St. Louis, en una investigación de 2015.

> **La crianza permisiva**, o indulgente, en contraposición a la anterior, se caracteriza por no exigir nada al niño y ofrecerle altos niveles de ternura y compasión. El estilo de crianza permisivo puede tener un efecto perjudicial en la capacidad de una familia de hacer cambios en su estilo de vida y puede promover hábitos poco saludables. Por ejemplo, los padres que optan por la crianza permisiva a menudo no depositan expectativas respecto a los comportamientos relacionados con la salud de sus hijos y pueden no proporcionar la orientación que necesitan los niños para desarrollar la capacidad de autorregulación en su conducta alimentaria y de actividad física.

A estos tres estilos de paternidad añadiríamos un cuarto, del que se habla mucho últimamente: el del hiperpadre, recogido por Honoré en la obra que hemos citado antes. Este estilo tiene una pizca de crianza autoritaria y un puñado de crianza permisiva. Por un lado, los hiperpadres pretenden que sus hijos sean los mejores en todo. Depositan altas expectativas en sus capacidades, se preocupan porque estén excelentemente formados en todas las materias y se aseguran de que tengan lo mejor. Por otro lado, el hiperpadre tiende a la sobreprotección, haciendo las cosas por el niño para evitarle el esfuerzo, para ayudarle a conseguir unos resultados, sin tener en cuenta que al hacerlo está anulando la oportunidad de aprender de sus hijos. El hiperpadre es aquel que va eliminando los obstáculos del camino de sus hijos, en lugar de centrarse en prepararlo para que sean capaces de eliminarlos ellos mismos.

➡ *Conociendo ahora estos diferentes estilos de paternidad, ¿en cuál de los cuatro te inscribirías?*

El estilo de crianza con autoridad es el que más alineado se encuentra con la perspectiva del coaching nutricional. Lo llamaríamos «estilo de crianza coachingiano», que nos gusta más que «con autoridad».

A través de este libro queremos ayudarte a trabajar para que desarrolles este enfoque, para que asumas el liderazgo del cambio, para que reconozcas cuáles son los comportamientos dentro de tu familia que os llevan a mantener hábitos poco saludables y podáis sustituirlos por otros más sanos. El estilo de crianza o paternidad «coachingiano» es un término medio, un lugar alejado tanto de la represión de una dictadura como de la orgía de una comuna hippy. Y este equilibrio se traduce en mostrar a nuestros hijos que hay un tiempo y un lugar para cada cosa. Ahora bien, para enseñárselo a tus hijos debes aprenderlo tú primero, por supuesto. La transformación empieza por ti; porque aprendas a ser disciplinado porque quieres serlo, a no ver la disciplina como algo molesto, sino como la oportunidad de enseñar a tus hijos a ser personas fuertes, con carácter, libres para decidir y no esclavas de sus propios impulsos. Abordaremos con mayor profundidad esta idea en el capítulo 4.

La disciplina es divertida.

Recuerda que cuando le dices que no a tu hijo no lo quieres menos, sino que le estás enseñando que desear algo no significa obtenerlo en ese mismo momento. Vivimos en la cultura de la inmediatez: lo quiero, lo tengo. Y este fenómeno, que en su día supuso una mejora para nuestra calidad de vida, puesto que nos hacía la existencia más fácil, ahora se ha vuelto en nuestra contra, ya que nos hace perder la capacidad de ser pacientes, de diferir la gratificación. Queremos, y podemos, obtener casi cualquier cosa enseguida. El problema surge cuando lo que deseamos no es tan rápido de conseguir. Por ejemplo, un estilo de vida saludable. Lo que te proponemos en este libro no es una estrategia de usar y tirar. Es un camino de transformación que te invita a fijarte no solo en el resultado, sino también en el proceso. Bienvenido al viaje que te propone el coaching nutricional hacia la alimentación saludable, la tuya y la de tus hijos. Ponte cómodo y disfruta del trayecto.

Si como padres o tutores asumimos la responsabilidad que nos toca en lo que respecta a la educación nutricional de nuestros hijos, debemos cumplir de entrada ciertas premisas:

- **Yo establezco los límites, los puntos de referencia que definen el tipo de alimentación que quiero para mis hijos.**

Los límites los marca el adulto, puesto que es el que tiene el conocimiento que se requiere para determinar lo que es positivo y adecuado para su hijo. Los niños necesitan saber cuáles son esos límites. Necesitan tener puntos de referencia que les indiquen si lo que están haciendo es correcto o no. Cuando les damos a nuestros hijos todo lo que piden o les consentimos todo lo que quieren, estamos incumpliendo nuestra tarea de educadores.

Hay decisiones que tomamos los padres, por ejemplo, qué tipo de alimentación queremos para nuestros hijos. Después podemos ofrecerles la opción de escoger entre dos frutas: ¿qué prefieres, manzana o plátano?, y así promover también la idea de que ellos deciden.

- **Una vez están claros los límites, me responsabilizo de que mis hijos colaboren en su alimentación siempre que sea posible: teniendo el marco de referencia bien delimitado, les doy a escoger, les invito a participar en la elaboración de los platos, que me acompañen al mercado, etcétera.**

Si no me siento responsable de mis actos y sus consecuencias, entonces tampoco puedo decidir elegir otra cosa.

*La responsabilidad se entiende como
la libertad para elegir.*

> **Tener confianza:**
Cuando confías en ti mismo y en tus posibilidades actúas en consecuencia, actúas con el convencimiento de que vas a ser capaz de hacer lo que te propones.

Si algo te enseña la filosofía del coaching nutricional es a tener confianza y a ver la parte positiva del asunto cuando la cosa se complica o no sale como te gustaría. Esta actitud implica responsabilidad y madurez emocional. Ser positivo no tiene que ver con una postura infantil, aunque estés leyendo un libro que habla de niños, y no queremos caer en la acepción peyorativa, o despreocupada, del término, sino todo lo contrario. Ser positivo significa hacerse responsable de afrontar los desafíos pensando que las cosas van a salir bien. No tenemos por qué pensar lo contrario de antemano, y si los resultados no son los esperados, en lugar de lamentarnos o abandonar, miramos la manera de orientarnos a las soluciones.

A veces se gana, y a veces se aprende.

JOHN MAXWELL

Con este libro queremos ayudarte a tener confianza en ti mismo a la hora de mejorar tu alimentación y la de tus hijos. Como padre con un «estilo de crianza coachingiano», la confianza es el ingrediente que te impulsa a perseverar en la idea de comer de forma saludable. Y puede que no sea fácil, pero guiarte por los principios del coaching y aplicar las estrategias de este libro te ayudarán a confiar en que eres capaz y puedes lograr el cambio. Recuerda la famosa frase de Henry Ford: «Tanto si crees que puedes como si no puedes, estás en lo cierto».

Lograrlo implica adquirir el compromiso de dar lo mejor de ti mismo. Todos somos conscientes de que podríamos perfeccionar algunas cosas, pero ¿sabes en realidad de lo que eres capaz? ¿Con qué porcentaje de tu potencial te enfrentas a los desafíos cotidianos?

A partir de hoy cambia tu postura y confía en que vas a sacar lo mejor de ti y de tus hijos. Según John Whitmore, autor de una obra considerada el manual de cabecera en el mundo del coaching, «Hay que pensar en términos de potencial, no de rendimiento. Para poder sacar lo mejor de alguien debemos creer que lo mejor existe. El coaching permite acceder a parte de ese potencial y hace que el rendimiento pueda ser sostenible».

Cree en ti y en tus hijos. Que alguien confíe en ti y te lo diga te transmite una motivadora seguridad emocional. Seguro que puedes recordar a alguna persona adulta, que no sean tu padre y tu madre, que durante tu infancia fuera importante para ti. A lo mejor era tu tío o tu tía o tu abuela, o tu vecina o tu madrina... ¿Qué la hacía especial?

Era divertida y te reías con ella, te escuchaba, te dedicaba tiempo, hacíais cosas juntos, se interesaba por ti, te mostraba confianza y afecto, creía en ti, te hacía sentir querido y respetado. La paz, la seguridad y la confianza en ti mismo que has sentido al recordar a esta persona son las que nos gustaría que sintieran tus hijos.

Para lograrlo te puede ser de gran utilidad conocer y desarrollar las habilidades comunicativas esenciales que se usan para conducir las conversaciones en un proceso de coaching nutricional. Si estás interesado en conocerlas en profundidad, te recomendamos el libro *Coaching nutricional. Haz que tu dieta funcione*, que publicamos en el año 2015. Dichas habilidades comunicativas esenciales son las siguientes:

> **Generar *rapport* o establecer el vínculo.** Esto, a diferencia de lo que hace un coach con su cliente, no te hará falta trabajarlo demasiado, puesto que el vínculo con tu hijo es algo que sientes sin necesidad de forzarlo.

> **Escuchar activamente.** Se trata de parar, dejar de hacer lo que estás haciendo y prestar atención al niño; de no ponerse en modo multitarea, no interrumpirlo y no acabar sus frases. El niño se siente respetado, comprendido y valioso.

> **Formular preguntas.** En lugar de darle al niño directamente las soluciones o de ordenarle las cosas, pregúntale: «¿Qué crees que necesita esta habitación para estar completamente ordenada?». Formúlale también preguntas abiertas que lo animen a expresarse con libertad, preguntas del tipo: «¿qué?», «¿cómo?», «¿cuándo?», «¿dónde?».

> **Mostrar empatía.** Ponte en su lugar; antes de juzgarlo, de gritarle o de echarle una bronca haz el ejercicio de ver el mundo desde su punto de vista. ¿De verdad está justificado que le grites para que coma más deprisa?

> **Dar *feedback*.** Devolverle sus propias palabras, sus gestos, y también las emociones que has captado que está sintiendo para validar lo

que hemos comprendido, o para motivarlo, o para hacer que sea consciente de sus logros y sus puntos fuertes: «Si lo he entendido bien, vas a ponerte a hacer los deberes después de desayunar, ¿es así?».

ORIENTARSE A SOLUCIONES

Ya te lo hemos dicho: mejor un paso que ningún paso.

Orientarse a las soluciones significa tener una actitud proactiva en la vida, en lugar de reactiva, es decir, no esperar a que las cosas sucedan sino actuar para que pasen. Para conseguir mejorar la alimentación de nuestros hijos debemos estar dispuestos a volver a nuestro círculo de influencia tantas veces como sea necesario. De esta manera nos orientamos en todo momento a las soluciones, no nos quedamos anclados en los problemas ni nos paramos cuando surgen las dificultades.

¿Que tu hijo te dice que no quiere manzana para merendar? Le preguntas qué otra fruta prefiere. O ese día simplemente te comes tú la manzana, para que vea en ti el ejemplo, y mientras la saboreas, le ofreces un trozo. Otro día lo invitas a acompañarte al mercado para que participe en la elaboración de los menús y se sienta más implicado. Orientarse a las soluciones es buscar alternativas para continuar perseverando en la idea de que tus hijos coman fruta, sin abandonar cuando te dicen que no quieren manzana.

Orientarse a las soluciones también significa avanzar con un fin en mente y tomando decisiones basadas en tus valores. Con los valores pasa algo extraño: cuando nos los mencionan parece que todos sabemos de qué estamos hablando, pero cuando nos piden que especifiquemos cuáles son los nuestros nos quedamos en blanco. Los valores son las cosas importantes en tu vida, aquello que la hace plena y la llena de significado. Necesitas que tus valores estén presentes en tu día a día para sentirte feliz y satisfecho. Y aunque los valores son algo muy abstracto e intangible, en realidad se pueden reconocer en tu cotidianidad.

Tal como nos explica la psicóloga Marina Díaz en un post de su blog psicosupervivencia.com, «los valores son **cualidades**, es decir, no son reglas, ni objetivos, ni metas. No son algo que puedas conseguir para después desentenderte, sino una cualidad por la que puedes trabajar cada día, en cada momento».

Teniendo en cuenta esto, tu objetivo puede ser comer más fruta y tu valor, llevar una alimentación saludable. Puedes trazar un plan de acción para conseguir comer más fruta, pero una vez que lo hayas conseguido no dejarás de desear una alimentación saludable porque tus valores te acompañan siempre.

Ahora bien, solo desearás llevar una alimentación saludable si la salud es uno de tus valores, porque los valores no se imponen. Es algo que deseas sin que te obliguen. Para saber cuáles son los tuyos, piensa en qué cualidades tienes o te gustaría tener en diferentes áreas de tu vida. Por ejemplo, como padre o madre, como profesional, como hijo o hija, como amigo...

Habrás anotado unas cuantas cualidades que te pueden mostrar por dónde van los tiros. Si has pensado que te gustaría ser una madre alegre, o un padre cariñoso, o un hijo comprometido, o una profesional excelente, la alegría, el cariño, el compromiso y la excelencia serían los valores que te mueven. Y lo importante es que esos valores se demuestran actuando. No solo son ideales, sino que pones de manifiesto que la alegría es uno de los valores elementales en tu vida cuando actúas en consecuencia. Por eso, si atraviesas una época en que no funcionas de acuerdo con tus valores, sufres y te sientes mal. En estos momentos, pregúntate qué le falta a tu vida, qué te gustaría haber vivido al acabar el día para considerarlo rico y pleno, qué tiene que pasar hoy para que tu día haya valido la pena.

Como ves, los valores son algo muy potente y a la vez muy personal. Orientarte a las soluciones teniendo en cuenta tus valores te hará sentirte satisfecho a pesar de no haber logrado todavía tu meta definitiva.

Por ejemplo, si a pesar de que le ofreces opciones saludables, tu hijo continúa pidiéndote galletas de chocolate, esto no significa que hayas fracasado. Te estás orientando a las soluciones y siguiendo tus valores porque le estás ofreciendo lo que tú consideras que es mejor para él.

Igual que tú tienes tus propias motivaciones para querer comer saludablemente, tus hijos pueden tener las suyas. Sus motivaciones y sus valores pueden ser muy diferentes de los tuyos. En el artículo «Motivational Interviewing for Pediatric Obesity: Conceptual Issues and Evidence Review», donde se analiza la motivación de padres e hijos para comer saludablemente, los investigadores recogieron los distintos valores que movían a los niños y a los padres que participaron en un estudio piloto llamado *Healthy Lifestyles Pilot Study*. La tabla siguiente muestra las diferencias:

TABLA DE VALORES IDENTIFICADOS EN EL ESTUDIO *HEALTHY LIFESTYLES PILOT STUDY*		
VALORES DE LOS NIÑOS	VALORES DE LOS PADRES	VALORES COMO FAMILIA
Estar sano	Ser buen padre	Estar cohesionados
Estar fuerte	Ser responsable	Estar saludables
Tener muchos amigos	Tener disciplina	Hacer las comidas en armonía
Tener un cuerpo musculoso	Ser buen esposo/a	Llevarse bien
Tener la autoestima alta	Respetar el hogar	Pasar tiempo juntos
Ser respetado	Ocuparse de las cosas	Ser capaces de comunicar los sentimientos
No sentirse excluido	Tener espiritualidad	Cumplir con nuestro potencial

Fuente: Motivational Interviewing for Pediatric Obesity: Conceptual Issues and Evidence Review (2006).

¿Cuáles son los valores que pueden mover a tu hijo a comer más saludablemente?

Reflexión y acción. Las dos caras de la misma moneda, que es el coaching.

¿QUÉ TE LLEVAS DE ESTE CAPÍTULO?

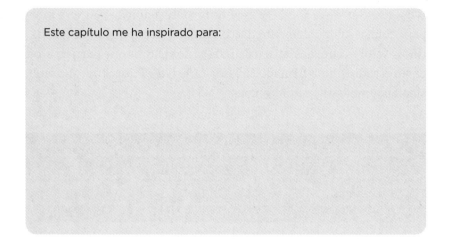

Este capítulo me ha inspirado para:

3

CÓMO SUPERAR LOS OBSTÁCULOS EN LA ALIMENTACIÓN DE NUESTROS HIJOS SEGÚN EL COACHING NUTRICIONAL

Los problemas no se pueden resolver en el mismo
nivel de conciencia en el que han sido creados.

ALBERT EINSTEIN

«Tú eres más fuerte que tus obstáculos.» Nos gusta mucho esta frase, que en alguna ocasión hemos colgado en nuestro perfil de Facebook acompañando una imagen. Era una fotografía de un grupo de chicos y chicas deportistas que están escalando una de esas vallas de madera tan altas que acostumbramos a ver en las escenas de entrenamiento militar. Si *googleas* la frase te aparecerá la fotografía. La situación a algunos les puede parecer un pelín exagerada como metáfora de lo que supone conseguir que tus hijos coman saludablemente; es posible que para otros se quede corta. El motivo es evidente: las recomendaciones están claras, pero lograr que tú y tus hijos las sigáis no es tarea fácil.

Cuando se trata de que nuestros hijos mejoren sus hábitos de alimentación, a menudo nos encontramos con barreras importantes. La propia Organización Mundial de la Salud afirma que para combatir las cifras de obesidad infantil es necesario involucrar, además del individuo, a familia, gobiernos, industria, etcétera. Si aplicamos la filosofía del coaching nutricional, hemos de asumir nuestra responsabilidad como padres y la gran influencia que tenemos en nuestros hijos. Centrarnos en lo que nos compete directamente y orientarnos a las soluciones para poder franquear estas posibles barreras.

Antes de empezar a pensar en soluciones para superar los obstáculos que convierten la tarea de llevar una alimentación sana en una empresa difícil, es necesario aclarar bien a qué barreras nos estamos refiriendo. ¿Cuáles son concretamente esos obstáculos para ti?

Identificar con anticipación las dificultades que acechan al paciente y buscar soluciones específicas para su problema es una de las estrategias que usamos en el coaching nutricional. Tú eres el experto en tu vida, así como tu hijo lo es, o lo será, en la suya, aunque tú puedas ayudarle un poco hasta que alcance ese nivel. Vosotros sabéis mejor que nadie cuáles son vuestras barreras y qué necesitáis para superarlas.

Los responsables de implementar programas de mejora de la salud, profesionales y gestores de las políticas del sector, afirman que identificar los diferentes tipos de barreras que se oponen a la adopción de comportamientos dietéticos saludables es probablemente un paso crucial para mejorar la eficacia y la forma en que la población acepta las intervenciones y las medidas de prevención. Para las personas afectadas y su familia, conocer esta información puede ser esencial para adaptar la intervención de modo que satisfaga sus necesidades específicas en un momento en que se están esforzando por adoptar hábitos de vida saludable.

Lo primero que debes recordar antes de arremangarte para ponerte manos a la obra es que para superar los obstáculos es necesario que te sitúes en tu círculo de influencia, como te explicábamos en el capítulo anterior. Cada vez que abandonas tu propósito de comer saludablemente echándole la culpa a lo difícil que es luchar contra el entorno o te quejas de los obstáculos que se te presentan, estás saliendo del círculo de influencia y entrando en el territorio del círculo de preocupación. No decimos que de vez en cuando no puedas hacerle una visita a esa zona: entras, te lamentas un rato de la falta de apoyo, o protestas por lo mal que lo hacen los demás, o por lo difícil que te lo ponen para hacerlo bien, y vuelves enseguida a tu círculo de influencia para actuar desde allí. En ningún caso te quedas acampado en el círculo de preocupación, esperando que las cosas cambien por sí solas, aguardando a que llegue el día en que dejen de poner a cascoporro anuncios que muestran a niños que comen chocolatinas y son extraordinariamente felices haciéndolo, o que en el colegio los amigos lleven meriendas tan saludables como las que tú intentas llevarles a tus hijos, y que tu madre deje de darle a escondidas galletas y otros alimentos que tú no acostumbras a tener en tu despensa...

En fin, sabemos que el entorno es un pelín hostil cuando se trata de lograr que tus hijos se alimenten de manera correcta. Esto no es el «mundo de saludabilandia». Sin embargo, los obstáculos o barreras con que te encuentras en el camino los puedes superar o reducir, y al hacerlo no solo vas a conseguir que tu alimentación mejore, sino que también te convertirás en una persona más poderosa. No estamos exagerando. Cuando uno logra modificar sus hábitos alimentarios, ignorando o minimizando toda clase de tentaciones, es porque ha desarrollado una fortaleza mental que le sirve para escoger los alimentos más saludables pero que además le vale para alcanzar cualquier meta que se proponga. Por cierto, ¿qué comportamientos cambiarías si no te fallara la preciada fuerza de voluntad cuando más la necesitas? La respuesta guárdatela para ti, o mejor, escríbela en tu libreta de notas. Después te pediremos que la recuerdes.

Bien, volviendo a los obstáculos, «¿qué hago para superarlos?», te preguntarás. El primer paso, como ya sabes, es tomar conciencia de cuáles son concretamente las barreras. Que tus hijos lleven una alimentación saludable hoy en día es un gran desafío, pero si identificas las dificultades con anterioridad, podrás prepararte para afrontarlas.

En el estudio *Barriers and Facilitators of Pediatric Weight Management Among Diverse Families*, realizado en 2015 por investigadores de la New York University School of Medicine, la Harvard University School of Public Health y el Boston Children's Hospital, los profesionales de la salud señalan los elementos que condicionan el éxito cuando tratamos de que los niños coman correctamente y tengan un peso saludable. Algunos de los más importantes son los siguientes:

> **La falta de conocimiento o la confusión en la información** acerca de lo que se debe comer o de lo que es una dieta equilibrada. Por supuesto, damos por hecho que a estas alturas y con la cantidad de información que recibes diariamente, ya has oído hablar de las recomendaciones básicas para llevar una dieta saludable. Como es importante que conozcas dichas recomendaciones a través de fuentes de información fiables, te las hemos dado en el capítulo 1. Leer un libro o consultar una fuente de confianza está bien, sin embargo, siempre que necesites solucionar alguna duda o quieras concretar un plan de alimentación para ti y tu familia por motivos de salud o porque queráis comer mejor o bajar de peso, el profesional que te ayudará más eficazmente será un dietista-nutricionista o nutriólogo. Por ese motivo, siempre insistimos en que la perspectiva del coaching nutricional debe ir de la mano de un correcto asesoramiento nutricional, para poder ofrecer a la persona un enfoque integral que facilite la información acerca de qué comer pero también el apoyo para tener la seguridad y la claridad de cómo van a llevarse a la práctica esos cambios.

> **El estado emocional,** incluyendo la falta de confianza en uno mismo y los sentimientos de soledad o de fracaso que tiene el niño, sobre todo si previamente ha intentado modificar alguna de sus rutinas de alimentación y no lo ha logrado. Por ejemplo, el estudio llevado a cabo en 2015 para analizar las barreras que se encontraban las familias que deseaban controlar el peso de sus hijos describe los sentimientos de soledad, particularmente en los adolescentes, como un elemento asociado al sobrepeso. El estudio recoge declaraciones literales de los participantes, una de las cuales es la siguiente: «Casi empujo fuera a todos mis amigos, y la comida está ahí, es un consuelo. Así que, sí. Yo como mucho. Y mucho, y mucho —la participante continúa explicando— Es difícil. Porque hay comida. La comida está ahí cuando la gente no.»

> **La negación por parte de los padres** de la existencia de un problema. El estudio mencionado se centra en niños y adolescentes que ya tenían sobrepeso, pero no es necesario esperar a que nuestro hijo tenga exceso de peso para darnos cuenta de que su alimentación no es la correcta y reconocerlo. En el estudio, algunas familias, a pesar de estar acudiendo al médico con sus hijos, no advirtieron ningún problema con respecto a su sobrepeso, y otros expresaron su satisfacción con el estilo de vida que llevaban y el estado de salud en general de sus hijos. Unos padres, según las declaraciones textuales que se recogen en el estudio, afirmaron: «Creo que va todo bien», y una madre, al respecto de su hijo de 4 años, dijo: «Pienso que es demasiado joven para que yo maneje su peso de cualquier manera... No me preocupa su peso, por el momento».

La actitud de algunos de los padres, descrita en el estudio, es precisamente la que queremos ayudarte a evitar con este libro. El peso es una señal de alarma que indica que algo no está yendo bien, y nos advierte de que si seguimos por ese camino, nuestro cuerpo o el de nuestros hijos puede ser más propenso a enfermar. La idea, sin embargo, no es preocuparse por la alimentación de nuestros hijos cuando tienen sobrepeso, sino hacerlo independientemente de lo que pesen. En el coaching nutricional, aunque el peso es uno de los indicadores que valoramos, trabajamos teniendo en cuenta otros elementos que nos muestran que la persona está progresando, para que la báscula no presida los procesos y para que nadie centre la atención únicamente en eso.

Lo entenderás muy bien cuando respondas a estas preguntas:

➡ *Si el peso no existiera, ¿cómo sabrías que estás mejorando y alcanzando tu objetivo?*

➡ *Si el peso no existiera, ¿en qué te fijarías para saber que tu hijo/a está mejorando su alimentación?*

Lo que suelen responder los padres es que comen más fruta y verdura, que sus hijos ya no comen chucherías o golosinas, que se sienten mejor consigo mismos, que les cabe mejor la ropa, que hacen más ejercicio, que tienen más energía...

El coaching actúa con una intención positiva. No se basa en el miedo para movilizarte, sino en tratar de que te conectes con tus valores y con lo que realmente te importa. Te orienta para que descubras los motivos por los que ese cambio en tu alimentación es importante para ti y para que los tengas presentes día a día, tal y como te mostramos en el capítulo 2.

Otro estudio llevado a cabo por investigadores de la Universidad de Florida, basado en 171 niños o adolescentes con sobrepeso u obesidad y sus padres o tutores legales, concluyó que las barreras más comunes identificadas por niños y adolescentes son:

> **La falta de motivación para comer saludablemente.**
> **Los factores sociales.**
> **El sabor de los alimentos.**
> **La disponibilidad de los alimentos.**

Estas conclusiones se extrajeron mediante un cuestionario con diecisiete ítems diseñado para evaluar las barreras que impiden a niños y adolescentes comer alimentos nutritivos o saludables. Los participantes valoraron hasta dónde estaban de acuerdo o no con los puntos del cuestionario usando una escala de cinco grados, en la que el 0 significaba «totalmente en desacuerdo» y el 5, «totalmente de acuerdo». Los ítems del cuestionario fueron redactados tras consultar a dietistas, psicólogos pediátricos y estudiantes de un posgrado de psicología de la salud infantil con experiencia en temas de salud dietética.

Puedes responder tú también el cuestionario, y además pedirles a tus hijos que lo hagan. Te lo mostramos a continuación:

ÍTEM	PUNTUACIÓN DEL 0 AL 5
1. En la escuela no hay disponibles opciones de alimentos saludables.	
2. En casa no hay disponibles opciones de alimentos saludables.	
3. Los alimentos saludables son demasiado caros en la tienda, la cafetería o el restaurante.	
4. No sé qué alimentos saludables son los que debería comer.	
5. No sé cocinar / hornear / preparar alimentos saludables.	
6. Nadie más en mi familia come alimentos saludables.	
7. Mis amigos no comen alimentos saludables.	
8. Nadie me anima a comer alimentos saludables.	
9. Comer alimentos saludables no es guay.	
10. Los adultos se meten en cómo debo comer alimentos sanos.	
11. No me importa comer alimentos saludables.	
12. No tengo tiempo para preocuparme acerca de si comer alimentos sanos o insanos.	
13. Los alimentos saludables no me llenan.	
14. No disfruto el sabor de las frutas.	
15. No disfruto el sabor de los alimentos saludables.	
16. Solo disfruto del sabor de los alimentos poco saludables.	
17. Los alimentos saludables no se ven bien.	

Fuente: The Pediatric Barriers to a Healthy Diet Scale.

En sus conclusiones, los investigadores agruparon los diecisiete ítems en dos grandes bloques:

> **el del factor de «acceso»**, donde incluyeron los ítems relacionados con la disponibilidad, el conocimiento y el apoyo que mejoran el acceso a los alimentos saludables.
> **el del factor «deseo»**, que se compone de los ítems relacionados con el interés en comer alimentos sanos, así como el gusto percibido y la apariencia de los alimentos.

Es decir, que por un lado los niños se encuentran con barreras que tienen que ver con la posibilidad de acceder a los alimentos, y por el otro, con barreras que tienen que ver con la apetencia o el deseo de consumir los alimentos saludables.

En estos dos grandes grupos, se analizó cuál era la influencia del apoyo social, concluyendo que este puede facilitar un mejor **acceso** a alimentos saludables aumentando su disponibilidad en el hogar, la escuela y los eventos sociales, así como facilitando el conocimiento sobre los mismos y las recomendaciones acerca de su consumo. Por otro lado, el apoyo social puede tener un impacto tanto positivo como negativo en el **deseo** del niño o adolescente de comer alimentos saludables. Por ejemplo, un niño con un apoyo social significativo puede percibir que sus amigos o hermanos piensan que es «guay» comer fruta y por lo tanto estar más inclinado a comer fruta en el futuro. En cambio, si estos mismos amigos o hermanos no piensan así, el niño puede estar menos inclinado a comer fruta en el futuro.

Comer fruta y verdura es guay.

Un dato que es importante conocer como padres es que el estudio de la Universidad de Florida sobre las barreras afirma que existe una asociación positiva entre la edad y la mayor presencia de barreras en el acceso a la comida saludable. Es decir, los participantes de más edad se encontraban con más barreras que les impedían llegar a la comida saludable, ya sea porque deciden más por sí mismos o porque se encuentran más a menudo en situaciones en las que tienen acceso a comida no tan saludable. Tú lo sabes como padre o madre, por lo tanto, cuanto antes empieces a trabajar con tus hijos la adopción de hábitos saludables en cuanto a la alimentación, más preparados estarán para afrontar la adolescencia.

Lo que está claro es que el entorno desempeña un papel importante en lo que comen los niños, ya sea positivo o negativo, fomentando una conducta correcta o dificultándola.

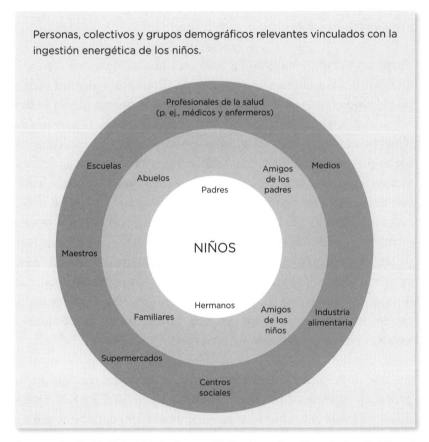

Personas, colectivos y grupos demográficos relevantes vinculados con la ingestión energética de los niños.

Fuente: Curtis, K. E., Lahiri, S.; Brown, K. E., «Targeting Parents for Childhood Weight Management: Development of a Theory-Driven and User-Centered Healthy Eating App», JMIR Mhealth Uhealth, 2015; 3(2):e69.

En el gráfico anterior se muestran los actores, ya sean personas o instituciones, que tienen un papel relevante y que influyen en la ingesta de nuestros hijos. Uno de los agentes que aparecen recogidos en el área más externa de la circunferencia son los medios.

La publicidad y el marketing de alimentos destinados a la población infantil están presentes en la televisión, la escuela, la calle, los centros de ocio y los restaurantes, y además se refuerza con la presencia de personajes públicos vinculados a la infancia o a otros sectores, como el deporte. Podemos afirmar que nos envuelve a todos nosotros en nuestro día a día.

Según un estudio realizado en 2017 en Canadá, los niños ven cada año más de 25 millones de anuncios de alimentos y bebidas en sus páginas web favoritas. Los niños ven la televisión una media de dos horas al día, y cuatro o cinco anuncios de alimentos, la mayoría de ellos malsanos, por hora. Si haces el experimento tú mismo, comprobarás que esta cantidad de anuncios se supera fácilmente en muchísimos casos. Nosotros lo hemos hecho, y te invitamos a que lo hagas con tu familia a modo de juego. Hemos contado los anuncios de alimentos malsanos que aparecen en las pausas durante un programa en horario de sobremesa un domingo, y el resultado es de entre ocho y diez anuncios por pausa. Teniendo en cuenta que esta afirmación es solo una apreciación subjetiva de los autores y no las conclusiones de ningún estudio empírico, nos atrevemos a decir que más de la mitad de los anuncios que aparecen en horario familiar son de alimentos ricos en grasa y azúcar.

Además de la calidad de los contenidos que ven nuestros hijos en las pantallas, es necesario prestar atención a la cantidad. En España, los niños y adolescentes también pasan mucho tiempo, entre semana y el fin de semana, delante del televisor y, por si esto fuera poco, muchas horas delante de otras pantallas como consolas u ordenadores. Lo confirma el estudio ANIBES. La publicidad en formato digital hoy en día gana enteros y además es muy barata, lo cual está provocando un incremento muy importante de la publicidad de alimentos malsanos en este tipo de dispositivos.

Según el estudio canadiense de 2017, los niños son mucho más vulnerables que los adultos a este tipo de publicidad. Está bien documentado que antes de los 5 años, la mayoría de los niños no pueden distinguir los anuncios de la programación normal. Los menores de 8 años creen lo que están viendo, pues no entienden la intencionalidad de los mensajes que reciben.

De los 10 a los 12 años, los niños ya comprenden los anuncios como vía para vender, pero les cuesta ser críticos con la publicidad, teniendo en cuenta que muchos de los anuncios dicen cosas que sí son verdad.

La Organización Mundial de la Salud afirma que la evidencia demuestra que los anuncios de televisión influyen en las preferencias alimentarias de los niños, las solicitudes de compra y los patrones de consumo. Una reciente revisión sistemática de la Universidad McMaster, titulada «Influence of unhealthy food and beverage marketing on children' s dietary intake and preference: a systematic review and meta-analysis of randomized trials», pone de manifiesto que la extensa exposición de los niños a la comercialización de los alimentos y bebidas no saludables dio como resultado el aumento de las calorías consumidas y la preferencia por la comida basura.

Esta situación, tal como comenta el responsable de la investigación, Geoff Craig, supone la aparición de conflictos en casa, ya que los niños exigen en muchas ocasiones comprar esos alimentos. Rosa nos comentaba en una sesión: «Es horrorosa la cantidad de anuncios de comida basura que dan por la tele. Yo he optado en algún momento por apagarle la tele a mi hijo porque no paraban de poner un anuncio tras otro de chocolates, galletas, zumos..., a cuál peor, y me parece un contenido tan perjudicial como una escena violenta». Es cierto que la publicidad de la industria alimentaria no se aliará contigo. Sin embargo, lo que cuenta es, como padre, no desistir y negociar con paciencia y amor estas cuestiones a través del método del coaching nutricional tal como se detalla en este libro.

Una herramienta muy útil para este menester es el **Detective en el Supermercado**, que invita al niño a participar en la compra y lo invita a jugar analizando las etiquetas de los productos que se encuentran a la venta.

DETECTIVE EN EL SUPERMERCADO

En esta actividad aprenderé a hacer elecciones más saludables al saber cómo interpretar todos los datos que aparecen en una etiqueta nutricional de los productos que encontréis en el supermercado. Es importante fijarse en el contenido de calorías, grasas, azúcares y sal, teniendo en cuenta las siguientes anotaciones:

> **Calorías:** conviene mirar las kcal de la porción o ración (cantidad que ingeriremos) y si no está porción/ración se debe de estimar sobre la base de la porción que ingeriremos y de allí, calcular el aporte energético prestando atención a las calorías aportadas por cada 100 gramos.

- Se considera un alimento alto en kcal cuando el producto tiene más de 200 kcal por cada 100 gramos.
- Se considera un alimento bajo en kcal cuando no supera las 100 kcal por cada 100 gramos.

> **Grasa:** el contenido de grasa de un alimento debe ser entre moderado y bajo. Evitando por completo las grasas trans o hidrogenadas y limitando las grasas saturadas.

- Se considera alto 20 gramos de grasa total o más por cada 100 gramos.
- Se considera moderado entre 5 y 20 gramos de grasa total por cada 100 gramos.
- Se considera bajo cuando tiene menos de 5 gramos por cada 100 gramos de alimento.

> **Hidratos de carbono y azúcar:** el contenido de hidratos de carbono y de azúcares es distinto. El azúcar es el que debemos de controlar y vigilar. Hay muchos productos que no imaginamos que llevan azúcar oculto. Además lo podemos encontrar con otros nombres como por ejemplo: los terminados en «osa» como glucosa, sacarosa, fructosa,

dextrosa, maltosa u otros como el jarabe de maíz, miel de caña, jugo de maíz, siropes...

- Se considera alto 10 gramos o más de azúcar por cada 100 gramos.
- Se considera moderado entre 2 y 10 gramos de azúcar por cada 100 gramos.
- Se considera bajo menos de 2 gramos de azúcar por cada 100 gramos.

> **Sal:** según la Organización Mundial de la Salud (OMS), la ingesta máxima diaria de sal debe ser de 5 gramos = 2 gramos de sodio.

- Se considera alto 1 gramo de sal o más por cada 100 gramos o 500 mg de sodio o más por cada 100 gramos.
- Se considera bajo 0,25 gramos de sal o menos por cada 100 gramos o 100 mg de sodio o menos por cada 100 gramos.

> **Ración:** es la porción de alimento que ingerimos habitualmente. Por ejemplo si hablamos de un yogur, la ración son 125 gr.

> **Porcentaje:** porcentaje de calorías y nutrientes que aporta una ración respecto de la Cantidad Diaria Orientativa (CDO) que precisamos ingerir. Si pone que ese producto tiene un 5 % de CDO, significa que al consumirlo aportas el 5 % de las calorías que se recomiendan tomar al día.

Y además, para tener más información, otros datos que deberán encontrarse en los envases:

> Nombre o denominación del producto
> Nombre y domicilio del fabricante, envasador o un vendedor
> Lista de ingredientes (el primer ingrediente es el más abundante en el producto)
> Contenido neto (peso neto del producto) Fecha de consumo preferente o caducidad
> Lote de fabricación
> Grado alcohólico en las bebidas con una graduación superior a 1,2 %
> Condiciones especiales de conservación
> Modo de empleo
> Código de barras que nos da información detallada del producto de la procedencia de donde vienen

Jugar a ser un detective en el supermercado da muy buenos resultados. Más de un padre nos ha explicado que su hijo o hija al ver la cantidad de azúcar que llevan las galletas que iba a escoger ha rectificado y ha buscado un producto más adecuado.

Otro obstáculo frecuente es la presión de los compañeros en el colegio, ya que el deseo de ser aceptado o de pertenecer a un grupo, tal como aparecía en la lista de valores de los niños recogida en el capítulo 2, en ocasiones hace que todo el trabajo que hacemos en casa se tambalee. Esto ocurre sobre todo con los niños de edades más tempranas, que buscan mucho la complicidad de los compañeros, los cuales pueden tener unos hábitos dietéticos poco saludables y ser una influencia para nuestros hijos. Ante esta situación es importante perseverar, tener paciencia y explicar a tu hijo el porqué de tus decisiones a la vez que le das la oportunidad de participar en ellas.

Algunos padres nos han manifestado su impresión de que cuando el niño es menor de 4 o 5 años la comparación con los demás no es tan fuerte. En este período es cuando tú como padre o madre debes realizar un esfuerzo mayor para sentar unas buenas bases y evitar darle a tu hijo alimentos ricos en azúcar y grasa. Esos mismos padres afirman que después, a partir de los 5 o 6 años, sí han notado que aumenta la comparación de sus hijos con los demás, por eso todo lo que hayas podido enseñarle y trabajar desde el punto de vista de la educación del paladar hasta el momento será muy beneficioso para ti como padre o madre.

Puesto que el papel que desempeña el entorno es importante, con los padres y madres nos servimos de una herramienta a la que llamamos **Aliados vs. Saboteadores**. La utilidad de esta herramienta es que sirve para tomar conciencia de qué personas de su entorno les ayudan a llevar una alimentación saludable a ellos y a sus hijos, y qué otras personas, por el contrario, boicotean su trabajo y hacen que les resulte más difícil.

En tu camino hacia el éxito te vas a encontrar con personas que te comprendan, te apoyen y te faciliten la vida, y otras que actúen de modo contrario, te hagan dudar de tu propósito, te lo pongan difícil, te boicoteen.

Además de tener en cuenta su opinión, recuerda que haces esto por y para vosotros. El apoyo de las personas que te rodean es importante, pero no imprescindible. Potencia a tus aliados. Neutraliza a tus boicoteadores.

Identifica a tus aliados: son aquellas personas que te ayudan y te dan energía para seguir tu plan de alimentación.

¿Quiénes son?

¿Cómo potencian tu trabajo?

¿Cómo puedes apoyarte más en ellos?

Identifica a tus boicoteadores: son aquellas personas que te ponen dificultades y obstáculos cuando tratas de llevar adelante tu plan alimentario.

¿Quiénes son?

¿Cómo te boicotean?

¿Cómo los puedes neutralizar?

Se habla mucho de las barreras que deben sortear los niños para comer saludablemente o practicar actividad física, pero ¿y las barreras que nos afectan a los padres? ¿Cuáles son?

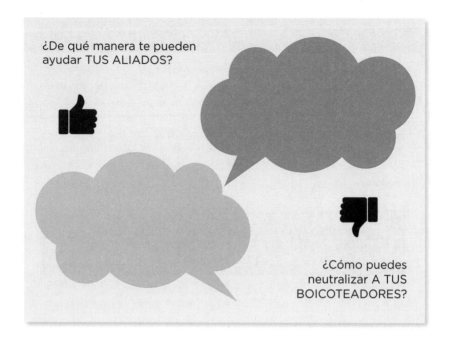

A continuación te mostramos la lista de las barreras con que se tropiezan más a menudo las madres y los padres cuando se trata de lograr el reto de que sus hijos coman saludablemente, y que hemos recogido en la consulta:

> Preferencia de mis hijos por el azúcar.
> Creencias negativas de mis hijos acerca de la comida: no me gusta el sabor de las verduras, etcétera.
> Mis propias creencias negativas.
> Influencia del marketing y la publicidad.
> Lo que comen y/o dicen sus amigos.
> La compra conjunta en el supermercado que me lleva a comprar alimentos poco saludables.
> Las abuelas hacen lo que les da la gana (en verdad tienen derecho a ello, para educarlos estamos los padres).
> Falta de imaginación para ofrecer opciones atractivas.
> Falta de tiempo que lleva a la improvisación.

En la lista aparecen las creencias como una de las barreras, tanto para los hijos como para los padres. Quizá no tienes muy claro cómo abordar las creencias de tus hijos sobre determinados alimentos. Es más, a lo mejor ni siquiera eres consciente de cuáles son esas creencias, en concreto las tuyas, y de cómo pueden estar condicionando a las de tus hijos.

En primer lugar debes prestar atención a tus propias creencias. Las de los hijos se van formando a partir de su propia experiencia, y también de los mensajes que van recibiendo de los principales agentes de socialización: padres, hermanos, cuidadores, amigos, escuela, publicidad, etcétera. Los expertos afirman que aumentar la conciencia acerca de las propias creencias sobre la alimentación y otros comportamientos relacionados con un estilo de vida saludable pueden ayudar a los padres a romper la transmisión de esos juicios a sus hijos. Así lo constataron los investigadores que llevaron a cabo el estudio llamado *Family Power*, una intervención que se sirvió del coaching y conectó el centro de salud con las familias para tratar la obesidad pediátrica.

Con el fin de que analices tus propias creencias, te invitamos a que hagas el siguiente ejercicio. Lleva por título **Mi historia con la comida** y se divide en dos partes:

MI HISTORIA CON LA COMIDA

Parte 1

Detente a pensar y escribe en un papel tu historia personal con la comida. ¿Cómo relatarías esa historia? ¿Cuáles de los mensajes que te mandaban los demás acerca de tu alimentación has incorporado? ¿Qué te decían tus padres, tus amigos o tu entorno? ¿Cuál era su manera de entender la comida saludable? ¿Qué se comentaba de la fruta y la verdura? ¿Cómo eran las raciones que se servían? ¿Cuál era el trato que se les daba a los dulces en casa de tus padres? ¿Cuáles de esas creencias has convertido en propias?

A continuación subraya en color todas las creencias que has recordado y escrito. Puede que las ideas que te ha transmitido tu familia no sean muy favorables a la alimentación saludable. Por ejemplo: «Mis padres me enseñaron a comer raciones grandes de comida», «Yo creo que si no tomo algo dulce después de comer no quedaré satisfecha», «Ser gordo es ser feliz«, «Hacer dieta es aburrido», «En la familia todos tenemos tendencia a engordar», «Si no me como lo que me ofrecen, se ofenderán», «Lo verde es para los conejos»...

O quizá sí has heredado de tu familia la preferencia por la comida saludable, lo cual te estará ayudando mucho en el momento de tomar decisiones y realizar elecciones saludables, puesto que las creencias son la antesala de la conducta.

Nos comportamos en función de lo que creemos que es cierto. Si creemos que comer saludablemente es bueno y positivo para nosotros y nuestros hijos, así lo haremos.

Parte 2

Ahora que te has propuesto mejorar tu alimentación y la de tus hijos, ¿cuáles son las creencias que te gustaría cambiar? ¿Qué coste estás pagando por tener dichas creencias? En lugar de estas opiniones limitantes, escribe en la tabla siguiente qué creencias te serían más convenientes y te gustaría tener para ayudarte a incorporar los nuevos hábitos alimentarios y lograr vuestro objetivo. A este ejercicio lo llamamos Cuestionar las Creencias. Evidentemente no pretendemos que niegues la creencia actual, puesto que no sería una actitud sincera. Por ejemplo, si tu creencia es «No me gusta la verdura», la directamente opuesta sería «Sí me gusta la verdura», y es poco probable que fueras a creerlo de verdad y se convirtiera en una realidad. Entonces, en lugar de formular lo contrario de la idea original, se trata de encontrar una forma de expresar esa declaración de manera que no te limite tanto. Así abres una brecha en la creencia, que te permite empezar a sentirte y actuar diferente. Fíjate en la tabla siguiente:

CREENCIA LIMITANTE ACTUAL	COSTE DE LA CREENCIA	CREENCIA POSITIVA	BENEFICIO
La comida sana es aburrida.	No como bien o cuando lo hago no lo disfruto. Escojo para mis hijos comidas poco adecuadas.	Aunque por el momento prefiero otro tipo de comida, también puedo encontrar opciones sabrosas comiendo sano.	Mi dieta y la de mis hijos es más saludable. Disfruto más comiendo sano.

Haz tú mismo el ejercicio escogiendo algunas de las creencias que hayas identificado en tu historia con la comida y trabájalas para que no te limiten tanto. ¿Cómo te sientes después de haberlas transformado?

Cambiar las creencias de tus hijos acerca de la alimentación es una tarea que requiere tiempo, paciencia e inteligencia. No es conveniente que te enfrentes a ellos cuando te dicen que no les gusta la verdura. Además, no podemos negar la evidencia de que determinados sabores resultan más agradables al paladar. Por ello es importante no luchar contra esta creencia, sino lidiar con ella introduciendo una excepción. Cuando te digan: «La comida sana no está buena», puedes responder: «Entiendo lo que me dices, sin embargo el otro día te encantó el batido de plátano con leche de avena y canela, ¿te acuerdas?». O ante la afirmación: «No me gustan las verduras», es posible rebatir: «¿De verdad? ¿Ninguna, ninguna? El otro día encontraste muy rica la lasaña que hice con tomate casero y trocitos de calabacín». En los ejemplos anteriores hemos usado la empatía y el *feedback*, y también otra estrategia de comunicación basada en la programación neurolingüística (PNL), desarrollada en los años setenta por John Grinder y Richard Bandler, llamada metamodelo del lenguaje. Según Francesc Sedó, docente en el posgrado de Coaching Nutricional y Nuevos Enfoques en la Atención al Paciente, de la Universidad de Barcelona, el metamodelo consta de una serie de preguntas que intentan trastocar y aclarar las eliminaciones, distorsiones y generalizaciones del lenguaje. Tiene la finalidad de recuperar la información perdida, remodelar la estructura y sonsacar información específica para dar sentido a la comunicación. Se usan preguntas como las del siguiente diálogo:

—¡Nunca me dejas comer cosas que a mí me gustan!
—¿Nunca, nunca?
—Nadie come fruta como yo en el colegio.
—¿Nadie, nadie?

Cuando uses el metamodelo para comunicarte con tus hijos, hazlo siempre con respeto y tratando de mantener la sintonía y el vínculo con ellos.

Retomando el asunto de las barreras y los obstáculos, tema principal de este capítulo, tus propias creencias acerca de la comida saludable para ti y para tus hijos son una de las principales dificultades que deberás salvar. Créete que comer sano, comer bien, es la mejor opción. Cada vez que te venga a la mente la idea de: «Pobrecillo, como no le voy a comprar esta chocolatina...», o cuando tu hijo tenga una pataleta porque le has llevado fruta cortada para merendar en lugar de bollería industrial, será tu creencia de que estás haciendo lo mejor lo que te mantendrá firme.

Tus creencias son importantes porque, como has comprobado a través del ejercicio, te empujan a comportarte de una manera determinada, y tu actitud es un modelo para tu hijo. El modelado de los padres es un predictor significativo del consumo de alimentos saludables por parte de los niños, así como de una menor ingesta de alimentos de fuera de casa y poco recomendables, tal como se evidencia en la intervención Using Intervention Mapping to Develop the Parents as Agents of Change (PAC©). Intervention for Managing Pediatric Obesity. El hecho de comer en casa, compartiendo mesa con la familia, y de que los padres den el ejemplo de tomar alimentos sanos es una de las estrategias que se han demostrado más efectivas para lograr instaurar hábitos de alimentación correctos en los niños, y será una de las propuestas que te haremos para que desarrolles tu propio plan de acción en el capítulo 7.

Otra de las maneras de trabajar las creencias es a través de la experimentación. Las preferencias alimentarias de la familia, y en concreto el gusto por el dulce o las creencias negativas acerca de las frutas y las verduras, condicionan las elecciones que hacemos como padres y las posibilidades que ofrecemos a nuestros hijos.

Sin embargo, a menudo manejamos un repertorio pobre de alimentos y terminamos comiendo prácticamente siempre lo mismo. Te invitamos a que te atrevas a salir de tu zona de confort alimentaria y pruebes productos o formas de cocción diferentes que hagan tu dieta más atractiva. Piensa que la dopamina, el neurotransmisor relacionado con la motivación, se activa con la novedad y disminuye ante lo conocido. Échale imaginación y contagia a tus hijos el entusiasmo por probar cosas nuevas.

SALIENDO DE LA ZONA DE CONFORT ALIMENTARIA

Esta actividad trata de que toda la familia salga de la zona de confort alimentaria, es decir, que os atreváis a probar alimentos y recetas diferentes. A continuación, encontrarás un listado de productos, condimentos y formas de cocción que tal vez no conozcáis o no hayáis probado. El ejercicio trata de que os animéis todos a escoger y probar una cosa de cada uno de los grupos que tenéis a continuación.

CEREALES Y HARINAS:
arroz integral, quínoa, cuscús, mijo, trigo sarraceno, pan de espelta, algarroba, pan de centeno

CONDIMENTOS, ADEREZOS Y SEMILLAS:
aceite de sésamo (u otras semillas), chile, curri, vinagre de manzana, hierbas provenzales, tomillo, clavo, cebollino, cilantro, canela, mostaza de Dijon, semillas de chía de sésamo, de lino

FRUTAS:
arándano, frambuesa, fresa, grosella, zarzamora, limón, mandarina, naranja, pomelo, melón, sandía, aguacate, kiwi, mango, papaya, piña, plátano, albaricoque, cereza, ciruela

CARNES Y PESCADOS:
bacalao al papillote, sardinas al horno, carpaccio de ternera, pollo marinado, tartar de atún...

VERDURAS:
acelgas, apio, berenjena, calabaza, calabacín, zanahoria, cebolla, cebolletas, alcachofas, remolacha, grelos, champiñones, espinacas, escarola, rúcula, canónigos, endivias

COCCIONES Y PREPARACIONES:
papillote, plancha, tartaleta, carpaccio, microondas...

Quizá encuentras que tu hijo está poco motivado por la comida saludable. En lugar de intentar convencer al niño argumentando que el alimento es sano, te resultará más efectivo conectar con él apelando a los valores: curiosidad, aventura, rebeldía, autonomía, diversión, competición... ¿Cuáles son los suyos? Los trabajaste en el capítulo 2 y ahora te vendrá bien recordarlos. En cuanto a la motivación, conviene tomar en consideración esta máxima: los individuos son más propensos a aceptar y actuar sobre las opiniones y los planes que ellos mismos expresan, tal como Ken Resnicow recoge en la revisión realizada sobre la entrevista motivacional en obesidad infantil. No intentes convencer a tu hijo discutiendo con él, cuanto más defiendes tu postura, más se enroca él en la suya. A las personas nos gusta tener la razón, a tus hijos también, así que en lugar de enfadarte y luchar contra sus creencias como si de un combate se tratara, aprende a bailar con sus ideas. Cuanto más persista una persona en una posición en concreto, mayor será su compromiso con ella. Por lo tanto, en nuestra consulta animamos a los clientes a expresar sus propias razones y a definir sus propios planes para el cambio.

Lo que te mueve a ti, como adulto y como padre, a llevar una alimentación saludable no es lo mismo que le puede interesar a tu hijo. Pregúntale para qué cree que es bueno comer mejor, y explícale lo que eso significa: comer más fruta y verdura y menos chucherías, beber más agua y menos refrescos...

LO QUE NOS MUEVE A COMER SALUDABLEMENTE	
TUS «PARA QUÉ»	LOS «PARA QUÉ» DE TU HIJO O HIJOS

Estamos viendo a lo largo del capítulo el papel que tienen los padres y el que tienen los hijos cuando el objetivo es comer saludablemente. Y no sabemos si tú, lector avispado, habrás observado que cuando mencionamos las referencias que se dan en las publicaciones científicas acerca de la importancia del comportamiento de los padres como modelo de alimentación saludable, hablamos en plural de los padres, independientemente de que el estudio en cuestión hubiera contado con la participación de la madre, el padre o ambos.

Sin embargo, sin haber realizado ninguna estadística que lo confirme, nos atreveríamos a afirmar que tenemos un 90 % de posibilidades de que tú, lector, seas mujer y no hombre. Las madres se involucran más en la alimentación de sus hijos y es probable que ese interés las haya llevado a leer este libro. Es cierto que los tiempos están cambiando y los roles que asumen hombre y mujer en el cuidado del hogar y de la familia ya no son los mismos que en generaciones anteriores. Ahora el hombre tiene mayor presencia en casa, su terreno ya no es exclusivamente el profesional, y decide vivir su papel de padre con una implicación más clara. ¡Bravo por esos padres y madres! Aun así, la desigualdad entre hombre y mujer en el cuidado de los hijos es todavía muy grande, y si nos centramos en lo que respecta a la responsabilidad sobre la alimentación de los hijos, las diferencias son enormes.

Una reciente revisión sistemática dirigida por el doctor Morgan y publicada en febrero de 2017 en la revista *Pediatrics* quiso analizar estas diferencias cuantificando la participación de los padres —en este caso el plural significa «padres hombres», no la pareja formada por un padre y una madre— en el tratamiento de la obesidad pediátrica y los programas de prevención con involucramiento de los progenitores. La revisión concluye que en estudios en los que solo podía participar uno de los miembros, el padre o la madre, únicamente el 6 % de los participantes fueron padres, lo que equivale a 871 hombres frente a 12.604 mujeres.

Los hombres están infrarrepresentados en los programas de intervención dirigidos a prevenir o combatir el sobrepeso y la obesidad infantil, y no parece que este sesgo por género preocupe a la comunidad científica, puesto que hay pocas investigaciones que consideren la subrepresentación de los hombres como una limitación, o la planteen como un fenómeno que merecería una investigación prioritaria. Los motivos que se sugieren para explicar la falta de presencia masculina en estas intervenciones son los mismos que aparecen en general cuando se trata de la crianza de los hijos, es decir, las obligaciones profesionales y un papel más pasivo en el manejo de la alimentación y del peso de los niños, como se expone en el artículo «Fathers and parenting programmes: barriers and best practice». El doctor Morgan y sus colegas sugieren en su revisión que es necesario hacer un esfuerzo para reclutar a progenitores masculinos en futuros estudios, pues solo el 1 % de los estudios de su revisión adoptaron estrategias específicas para aumentar la participación de los padres. De hecho, dirigirse explícitamente a los hombres para reclutarlos es una estrategia que se ve de forma prometedora en la literatura científica acerca de la obesidad adulta, donde el sexo masculino también representa una minoría, tal como se recoge en la revista especializada *Obesity*.

La ausencia de padres en los programas de prevención y tratamiento de la obesidad infantil crea una serie de limitaciones conceptuales y prácticas en este campo. Es importante contar específicamente con los hombres dado que las prácticas parentales de madres y padres pueden afectar de manera diferente al comportamiento del niño, una cuestión de la que se hacen eco revistas científicas como *Appetite* y *Journal of Childhood Obesity*.

Comparado con las madres, los padres tienden más a iniciar y facilitar la actividad co-física en el hogar, dedican una mayor proporción de su tiempo a jugar con los hijos y participan en un tipo de juego que es más físico, estimulante e impredecible. Tanto es así que el vínculo emocional entre el padre y sus hijos se desarrolla principalmente a través del juego físico. Este fenómeno, como afirma Morgan en su artículo, se corresponde con una mayor presencia de los padres en las intervenciones dirigidas a niños en las que se incluía la actividad física que en las que se referían únicamente a la dieta.

No obstante, aunque estén más presentes en las actividades físicas, existen datos que sugieren que los padres también desempeñan un papel clave en el comportamiento alimentario de sus hijos. Por ejemplo, el *Journal of the American Dietetic Association* y el *British Journal of Nutrition* han publicado estudios según los cuales se han observado fuertes asociaciones entre la ingesta por parte del padre de fruta o de alimentos pobres en nutrientes y la que hace el niño, incluso cuando la madre también está participando.

Es decir, que si el padre se come una manzana de postre, y no un flan con nata, es muy probable que el niño o la niña hagan lo mismo; o que si la madre lleva a la mesa fruta cortada pero el padre se levanta y coge de la nevera un helado de chocolate, la fruta cortada quedará muy vistosa de centro de mesa o servirá para hacer una rica macedonia, pero será poco probable que los niños se la coman en ese momento. Además, las visitas a los restaurantes de comida rápida y la percepción que tiene el padre de la cena como un importante ritual familiar también se han vinculado al consumo de comida rápida infantil. Cuanto más frecuenta el padre este tipo de establecimientos, más lo hacen los niños.

Es importante que se emprendan estudios que examinen el impacto diferencial de incluir a padres y madres juntos y a padres y madres por separado.

Por lo que respecta a este libro, en el capítulo 7, tanto si tú, lector, eres el padre como si eres la madre, invitaremos a los padres a participar en este proceso de cambio hacia una alimentación saludable.

Para cerrar el capítulo, a continuación se recogen las principales barreras mencionadas en él y las soluciones en las que puedes basar la personalización de las acciones concretas que llevaréis a cabo tú y tu familia. Recuerda que tú eres el experto en tu vida y nadie mejor que tú sabe qué forma van a tomar finalmente estas posibles soluciones.

OBSTÁCULOS Y BARRERAS EN EL CÍRCULO DE INFLUENCIA (CONTROLAMOS DIRECTAMENTE)	SOLUCIONES EN LÍNEAS GENERALES PARA QUE TÚ LAS CONCRETES
Disponibilidad y frecuencia de consumo de alimentos sanos.	Que en casa haya siempre fruta. Alcanzar la ración de dos piezas de fruta al día. Algunas opciones para incorporar la fruta pueden ser: tomarla de postre en la cena por lo menos dos días a la semana, en la merienda otros dos días, y en el desayuno un día.
Disponibilidad y frecuencia de consumo de alimentos insanos.	Reducir la frecuencia con que los compro a una vez a la semana, como mucho. No tenerlos en casa y consumirlos solo fuera. Consensuar con el niño el momento en que sí podrá comer algún alimento rico en grasa o azúcar.
Sabor de los alimentos sanos.	Aprender recetas sabrosas que incorporen fruta y que lleven poco o nada de azúcar añadido. Aprender recetas con verduras que estén sabrosas y sean vistosas y atractivas.
Creencias negativas respecto a la comida sana.	Trabajar la reafirmación del gusto por la comida sana. Dar a los niños refuerzo positivo cuando coman algo sano y que les sea agradable al paladar.
Falta de motivación por la comida sana.	Trabajar los «para qué» del niño. Identificar cómo se pueden relacionar sus valores con el objetivo de comer saludablemente.

Gestión emocional.	Enseñar al niño a desarrollar su inteligencia emocional, para que no recurra a la comida como consuelo (tratamos ampliamente esta cuestión en el capítulo 4).

BARRERAS EN EL CÍRCULO DE PREOCUPACIÓN (NO CONTROLAMOS DIRECTAMENTE)	SOLUCIONES EN LÍNEAS GENERALES PARA QUE TÚ LAS CONCRETES
Influencia de la publicidad.	Enseñarle a tener una visión crítica de la publicidad. Enseñarle a leer las etiquetas con la información nutricional de los productos.
Influencia de amigos, familia, entorno...	Enseñarle a no compararse con los amigos. Enseñarle a apreciar sus decisiones y explicar con argumentos que el niño entienda el porqué de tus decisiones al respecto de la comida sana en la familia. Remitir al niño al pacto establecido al respecto del consumo de los alimentos insanos.

¿QUÉ TE LLEVAS DE ESTE CAPÍTULO?

Este capítulo me ha inspirado para:

4

MÁS AMOR
Y MENOS AZÚCAR.
INTELIGENCIA EMOCIONAL
CON NUESTROS HIJOS

La mayoría de las personas son tan felices
como deciden serlo.

ALBERT EINSTEIN

A veces no comemos porque tengamos hambre, sino más bien porque una emoción nos empuja a ello. El título de este capítulo es bastante revelador en cuanto al mensaje de la sección: no usar el azúcar como bálsamo emocional y, en su lugar, como padres hacernos responsables de gestionar nuestras emociones de manera inteligente y enseñar a nuestros hijos a hacer lo propio con las suyas. ¡Guau, menuda responsabilidad!

Muchas veces no entendemos que nuestros hijos deseen tanto determinados alimentos. Incluso los padres que tenemos unos hábitos correctos nos desquiciamos cuando vemos que a nuestros hijos les apetecen según qué cosas: «Pero ¿cómo puede ser? ¿Dónde lo ha probado?», «No lo entiendo. No lo compro y aun así sabe lo que es», «Le encanta esto o lo otro», «Estoy desesperado, no sé cómo evitarlo», nos dicen. Estas situaciones son muy habituales en nuestro día a día, más de lo que nos gustaría.

Pues bien, has de saber algo que espero te ayude a entender un poco mejor este tema. El entorno, el medio ambiente y la salud y alimentación de la madre comienzan a influir en los hijos en períodos previos al nacimiento a través de procesos epigenéticos (procesos que modifican la actividad del ADN) y que no se aprecian en el peso del niño cuando nace; así lo recoge un artículo de 2014 titulado: «Early developmental conditioning of later health and disease: physiology or pathophysiology?».

¿CÓMO ENTENDER LAS PREFERENCIAS DE NUESTROS HIJOS?

Las experiencias de los niños con los sabores de los alimentos se inician, como comentábamos, en el útero materno, prosiguen en la lactancia, pues lo que come la madre aporta sabor a la leche, y sigue después con la alimentación complementaria del niño.

El ser humano dispone del sentido del gusto, que distingue cinco sabores:

- Dulce
- Salado
- Amargo
- Ácido
- Umami

La preferencia por el dulce es innata y tiene mucho que ver con nuestro sentido de supervivencia. Como recoge la doctora Menella, el dulce está asociado con áreas cerebrales implicadas en el aprendizaje, los comportamientos de recompensa y el afecto. Como ejemplo, la dulzura de la leche materna que establece un vínculo entre madre e hijo. El dulce relaja a los bebés y a los niños que están inquietos, y ejerce una acción analgésica en personas de todas las edades. La preferencia por el dulce es mayor durante la infancia y disminuye en la edad adulta. Esto tiene que ver, parece ser, con el cese del crecimiento y la disminución de la necesidad de energía, según una investigación realizada por Coldwell y sus colegas.

Lo mismo ocurre con el sabor amargo: los niños suelen rechazarlo aun sin haberlo probado antes, fenómeno que se debe a la misma razón de supervivencia, pues la mayoría de los venenos son amargos. Esta puede ser una de las razones por las que los niños se resisten a alimentos como las verduras, algunas de sabor amargo.

¿Quiere decir esto que ya no puedes hacer nada por tus hijos y que lo dejamos todo en manos de la biología humana? Podrías pensarlo, pero no es así. De hecho, la misma investigación detalla que los niños aprenden a través de sus propias experiencias dietéticas. ¿Y esto qué significa? Que los niños alimentados con exceso de azúcar en edades infantiles tienen más predilección por los alimentos dulces que otros niños que no fueron alimentados con este exceso de azúcar.

La misma doctora Menella cita algo que es realmente curioso: el tofu, un producto derivado de la soja, es un alimento poco consumido por los niños. Pues bien, ciertos niños expuestos a un tofu endulzado acabaron prefiriendo este tipo de alimento dulce frente a otras variedades de tofu saladas y sencillas; increíble, ¿no? Como puedes observar, los alimentos endulzados se convierten en sabores familiares para los niños y su consumo aumenta.

El aprendizaje alimentario de los sabores, las texturas, etcétera, ayuda a los niños a establecer sus propias preferencias y a gestionar también sus señales de apetito y saciedad.

Otro aspecto interesante, y que la doctora Menella confirma, es que la exposición a alimentos saludables de forma repetida, con refuerzo positivo por parte de los padres, junto al ejemplo dado por el entorno familiar, son fundamentales para que nuestros hijos tengan muchas más probabilidades de adquirir unos hábitos dietéticos saludables.

Exposición a alimentos saludables de forma repetida	Refuerzo positivo de los padres	Ejemplo del entorno
PERSEVERAR ⬜	FELICITAR ⬜	DAR EJEMPLO ⬜

Por lo tanto, tu ejemplo y tu papel en cuanto a padre o madre sigue siendo básico, como has podido observar, puesto que los niños aprenden del contexto en el cual viven la experiencia de los sabores. Si en su ambiente predomina el dulce, como suele ocurrir con unos desayunos extraazucarados, bebidas azucaradas a diferentes horas del día, caramelos..., es probable que se acostumbren a consumir en exceso estos alimentos. Estos pueden adquirir significado a través del aprendizaje asociativo. Recuerda que la educación también abarca la alimentación y que los niños aprenden qué, cómo y cuándo han de comer con nuestra ayuda. Implícate en ello, tienes influencia directa sobre las preferencias alimentarias de tus hijos. Tienes la responsabilidad y por tanto la libertad de elegir.

Si tus hijos ya no son tan pequeños, tranquilo, todas las edades son buenas, incluso la adolescencia, para mejorar los hábitos alimentarios. Menos mal, ¿no?

INTELIGENCIA EMOCIONAL CONTRA EL AZÚCAR

Para llevar a cabo tu plan de reducción del azúcar en casa vas a necesitar mucha inteligencia emocional. ¿Y qué significa inteligencia emocional? Tal como expone el autor que popularizó el concepto, Daniel Goleman, la inteligencia emocional no significa ser amable con todo el mundo o conectar con la parte más sensible de la persona, ni tampoco se refiere únicamente a ser empático; todo esto son malinterpretaciones que él mismo se encarga de corregir en un post publicado el 4 de abril de 2017 con el título «Emotional Intelligence Myth vs. Fact».

Según Salovey y Mayer, los originales autores del término, uno es inteligente emocionalmente cuando sabe comprender sus emociones, tanto las positivas como las negativas, cuando es capaz de procesarlas con precisión y eficiencia, es decir, de tomar conciencia de ellas, identificarlas y reconocerlas, incluso etiquetarlas, y cuando tiene la facultad de usar hábilmente sus emociones para resolver problemas, hacer planes y lograrlos en la vida. Una vez desarrollas la inteligencia emocional, eres consciente de que recurrir continuamente al azúcar para calmar tus emociones te lleva a convertirte en esclavo de esta substancia.

Gestionar las emociones eficazmente implica atravesar diferentes fases:

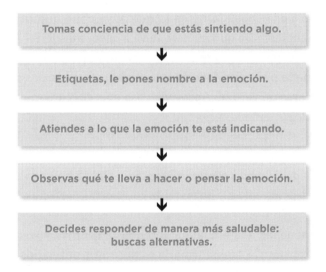

Te das cuenta de que estás sintiendo algo - reconoces la emoción y la etiquetas - tomas conciencia de lo que te está comunicando la emoción - escuchas y atiendes el mensaje que te está trasladando - observas lo que te lleva a hacer o pensar la emoción - buscas alternativas para regular la emoción de manera saludable - la emoción se desvanece.

Por ejemplo, una de las emociones que sienten los niños, y también los padres, es la envidia. Veamos cómo es eso de gestionar una emoción de manera inteligente. Entras en contacto con el estímulo que te despierta la envidia, que puede ser cualquiera de los siguientes ejemplos: un padre del colegio viene con un traje impecable y tú vas en chándal, o te explican las próximas vacaciones en Disneyland cuando tú las pasarás en tu casa, o tú tienes para tu hijo un bollo de chocolate y su amigo se está comiendo encantado y sin rechistar la fruta cortada que le han llevado, o se presenta alguien con el coche de tus sueños... En fin, notas el pinchazo, lo sientes.

Y en lugar de dejarte llevar por la emoción, aprendes de ella. ¿Cómo? Analizas qué pensamientos y creencias te han hecho sentir envidia. ¿Qué es lo que tú anhelas que esa persona tiene? «Qué suerte, este tiene tal cosa y yo no.» Analiza el pensamiento. En realidad, ¿para qué quieres esa cosa? ¿Qué es lo que se supone que te aportará eso que anhelas? ¿De qué manera te va a hacer más feliz? Mediante esta reflexión puede ser que te des cuenta de que realmente no necesitas lo que te ha hecho despertar la envidia. O no, te das cuenta de que lo quieres de verdad. Aprovecha esa energía para movilizarte y conseguirlo.

Si llevas a cabo este ejercicio descubrirás la parte positiva de esa emoción, aprenderás a sostener la envidia transformándola en fuerza para lograr las cosas, y no en rabia hacia otras personas.

Cuando escuchas a la emoción, aprendes a sentirla y a sostenerla, evitando reprimirla, transformarla o expresarla enseguida. Se trata, simplemente, de experimentarla, prestarle atención. Así lo aprendió, durante el proceso de coaching nutricional, Laura, madre de dos niñas de 5 y 3 años, diseñadora gráfica en una empresa de comunicación, que me explicaba en una sesión que se sentía superada por la gran cantidad de obligaciones que debía atender: «Siento un malestar, lo siento en la barriga, es como nerviosismo, estrés, no sé... Me juzgo a mí misma, pienso que no soy válida y eso es lo que me provoca esa sensación. Ahora me doy cuenta de lo que siento, de las sensaciones que tengo, y analizo los pensamientos que me han llevado a ellas. Les doy la vuelta. Me digo: lo he hecho lo mejor que he sabido. Puedo aprender a hacerlo mejor, pero en este momento, lo he hecho todo lo bien que podía».

Así es, cuando te veas superado por la situación que estás viviendo y tu respuesta no sea la que te hubiera gustado, trátate amablemente, no te castigues, y pregúntate: ¿qué tengo que aprender todavía para hacerlo mejor?

PRACTICA LA ACEPTACIÓN

En el capítulo anterior hemos visto que las emociones que siente el niño suponen una barrera para su alimentación saludable, puesto que el pequeño intenta compensar determinados sentimientos de soledad, tristeza o apatía con alimentos ricos en grasa y azúcar. Una de las participantes en el estudio *Barriers and Facilitators of Pediatric Weight Management Among Diverse Families* lo expresó así: «La comida está ahí cuando la gente desaparece». Otro elemento muy importante es la confianza en que uno podrá realizar cambios en la alimentación para adoptar unos hábitos más sanos; dicha confianza es lo que se conoce como sentido de autoeficacia, y como padre puedes intervenir para que sea el más elevado posible.

En un estudio acerca de las barreras que impiden comer de manera saludable, publicado en la revista *Clinical Pediatrics*, los investigadores identificaron el estado emocional negativo como uno de los principales obstáculos. El estudio mencionaba, entre otras, las siguientes variables relacionadas con el estado emocional: la falta de confianza y el sentimiento de derrota y de soledad. Estos sentimientos negativos eran experimentados tanto por los progenitores como por los hijos. Los padres participantes en el estudio manifestaron que la incertidumbre acerca de su capacidad para manejar el peso de sus hijos correctamente les provocaba sentimientos de estrés y frustración. Y por su parte, los niños y adolescentes describieron lo difícil que les resultaba comer porciones saludables, a pesar de sus esfuerzos. Según afirman Burke y sus colegas en un artículo publicado en la revista *Obesity*, existen pruebas contundentes de que la motivación intrínseca y la autoeficacia son factores clave para la modificación de los hábitos. Burke afirma también que entre los resultados, la pérdida de peso en particular está fuertemente ligada a la autoestima.

En cuanto al sentimiento de derrota, el artículo se refiere sobre todo al experimentado por los menores, los cuales, debido a que en intentos previos no habían conseguido su meta, se sentían desanimados, superados. Durante las entrevistas, estos niños y adolescentes con falta de confianza se refirieron a sí mismos con términos despectivos como «patata» o «gordo». En ocasiones, los sentimientos de derrota fueron reforzados por actitudes o comentarios de los padres.

Quizá tú te sientes igual que los padres del estudio, frustrado y estresado tras intentar conseguir que tus hijos coman saludablemente. Con este libro queremos ayudarte a mantener una mirada positiva. Y pensar en positivo no significa creer en cuentos de hadas, y menos en historias de aquellas en las que al final viene alguien, que no soy yo, a salvarme. En este cuento tú eres tu propio héroe y aprendes a levantarte y a perseverar cuando las cosas no salen como esperabas; y mientras vas andando el camino optas por fijarte en el lado bueno de las cosas, porque siempre hay un lado bueno y un lado malo, y tú prefieres quedarte con el mejor, o el que te resulta más útil para acercarte a lo que te importa y a la persona que quieres ser.

Tu estado emocional, como padre, madre o cuidador del niño, también va a ser influyente, puesto que cuanto mejor sepas gestionar tus emociones, más capacidad tendrás de escoger las alternativas saludables para tus hijos y de acompañarlos para que ellos lo hagan igual que tú. Sin embargo, somos conscientes de que no todos los días uno tiene la capacidad de mostrarse equilibrado y de buen humor; las obligaciones te superan, los problemas se amontonan y el estrés hace estragos. Entonces llega uno de esos días en los que te da igual qué cenen tus hijos. Lo único que quieres es que llegue la hora de acostarte. Después, una vez metido en la cama, aparece el sentimiento de culpa, porque no lo has hecho todo perfecto, como se supone que deberías hacerlo.

Aunque el papel de padre o madre no viene con manual de instrucciones, hoy en día disponemos de mucha información, y son innumerables los expertos que a través de blogs y libros te dicen lo que tienes que hacer, cómo ser el padre o la madre perfectos, y no cumplir con esas directrices provoca culpabilidad y frustración. Por cierto, esta no es nuestra intención, no queremos dirigirte ni hacerte sentir culpable, sino inspirarte, formularte preguntas, darte información y estrategias para que traces tu propio plan de acción. Por nuestro trabajo sabemos que es difícil seguir a rajatabla las normas que se nos dictan. La teoría es siempre muy cómoda sobre el papel, lo delicado es llevarla a la práctica.

Sin pretender realizar una generalización extensiva a todas las parejas que se encuentren en esta situación, la realidad se complica en ocasiones cuando los padres están separados y no existe un acuerdo entre ellos acerca de cuál es la educación que quieren para sus hijos. Algunas parejas entablan una competición y como resultado el niño recibe mensajes y atención diferenciada entre padre y madre, y el progenitor que lo ve menos puede caer en el error de consentirle demasiado. La sobreprotección y la vulnerabilidad de los padres son captadas por el niño, que a veces las utiliza para hacer chantaje emocional y conseguir con uno lo que no le consiente el otro, cosa que provoca sentimiento de culpa a uno de los padres.

Como padres hacemos las cosas pensando en nuestros hijos, porque los amamos y queremos que sean felices, aunque en el proceso muchas veces nos equivocamos al tomar decisiones. Por ello nos viene muy bien una dosis de compasión por uno mismo, entendida como la entiende el mindfulness, es decir, siendo amables con nosotros mismos y con el niño si no se consiguen los cambios en la alimentación de la manera que nos gustaría, aceptando las limitaciones y tratándonos con cariño, para, a partir de la aceptación, trabajar para mejorar y superar los obstáculos. Tu hijo no necesita un padre y una madre perfectos, sino padres amorosos y que estén presentes.

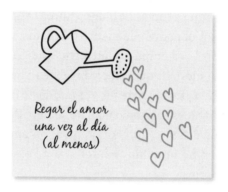

Regar el amor
una vez al día
(al menos)

Cuando en casa hay dificultades con la comida porque no llevamos una alimentación correcta y empezamos a tener problemas de sobrepeso u obesidad, podemos llegar a ser muy duros, tanto con nosotros como con nuestros hijos. Esa actitud no nos ayuda a ser mejores ni a encontrar soluciones, al contrario, nos hunde más, ni que decir tiene si las palabras de juicio y recriminación las lanzamos contra nuestros hijos. Lo peor que le puede pasar a un niño no es tener sobrepeso, lo peor es sentirse juzgado o poco querido por sus padres a causa de su sobrepeso. Cuida muy bien el vocabulario que usas con tu hijo o hija, no solo por lo evidente, que puedes herirlo con tus palabras, sino también porque las palabras con que nos dirigimos a nuestros hijos, o aquellas con que ellos se refieren a sí mismos, pueden estar afectando al desarrollo de su cerebro, tal como se recoge en el libro del neurocientífico Andrew Newberg, *Words Can Change*

Your Brain: 12 Conversation Strategies to Build Trust, Resolve Conflict, and Increase Intimacy.

Practica la aceptación. No te juzgues ni te recrimines.

LA DICTADURA DE LA ESTÉTICA

Hay muchas niñas que crecen oyendo a su madre decir de ella misma que está gorda, que es horrible, que vaya cuerpo tiene, y odiándose por ello. Estas madres, en su afán de ahorrarles a sus hijas el sufrimiento que ellas han padecido o padecen, están constantemente vigilantes, advirtiéndoles de los problemas que tiene el exceso de peso. Además, acostumbran a controlar más lo que comen sus hijas, y menos lo que comen sus hijos varones.

➡ *¿Crees que esto tiene algo que ver contigo? ¿Tratas igual a tu hijo que a tu hija?*

➡ *¿Qué cosas te dices a ti mismo acerca de tu cuerpo?*

Es cierto que hoy en día vivimos en la dictadura de la estética. La belleza física, el culto al cuerpo y la delgadez son valores imperantes en la sociedad. Precisamente, mientras escribimos este libro, se proyecta en las pantallas de los cines una versión de la película infantil *La Bella y la Bestia*. Lo curioso de la película es que, a pesar de querer transmitir la idea de que debemos aprender a apreciar a las personas por su belleza interior y no por la exterior, al final nos sorprende convirtiendo a la bestia en un apuesto príncipe. Con un príncipe menos perfecto el final hubiera sido igual de bonito y un poco más coherente. En fin, no podemos pedirle peras al olmo, ni realidad a las producciones de Disney.

Si creces pensando que el peso es fundamental para determinar lo que vales, y que la delgadez es la meta que debes alcanzar, lo más probable es que desarrolles una inseguridad relacionada con tu cuerpo. Una vez instalada la inseguridad, sentirte a gusto contigo mismo no depende de tus medidas o tu peso, sino de la interpretación que haces de esas cifras. Hemos conocido muchas mujeres con un físico espectacular, pero que se obsesionan con perder los dos últimos quilos. Como dice Lauren Sams, autora de best sellers, en su libro *Crazy, Busy, Guilty*, «tener el cuerpo perfecto no inmuniza a las personas de odiarlo o estar a disgusto con él».

Tal como lo plantea el psicólogo Antoni Bolinches en su obra *El secreto de la autoestima*, es cierto que la seguridad personal se refuerza según lo atractivo que te sientes, pero no depende de ello exclusivamente. Existen otras variables que influyen en la seguridad, como el autoconcepto, lo que yo pienso acerca de otras cualidades que me reconozco, o la autoestima, entendida como lo que yo me quiero, en función de lo querido que me he sentido de pequeño.

No deseas que tu hijo engorde, pero ¿por qué? Porque tu propósito es que alcance los ideales imperantes de la estética. ¿Para qué? Para que sea aceptado o aceptada. ¿Por quién? ¿Por ti o por los demás? Tú valoras a tu hijo por lo que es, no solo por su cuerpo. A partir de ahora cuando te veas juzgando a tu hijo por su peso, o por lo que come, acuérdate de que lo estás tratando injustamente. Dile lo mucho que lo quieres. Tú puedes enseñarles a tus hijos e hijas a que amen su cuerpo, y ser un modelo para ellos.

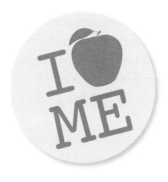

Este logo recoge un pensamiento fundamental de nuestro ideario: no hay nada feo o incorrecto en ti de lo que tengas que avergonzarte. Uno de los propósitos más importantes que te ayudamos a conseguir en las sesiones de coaching nutricional es el de que aprendas a amarte incondicionalmente, y que partiendo desde de ese amor y esa aceptación, empieces a hacer cosas que te demuestren respeto, como cuidar tu cuerpo, comer de forma sana, mantenerte activo, disfrutar de tus relaciones personales y vivir en el presente. Y que hagas exactamente lo mismo para tus hijos e hijas.

EL INGREDIENTE MÁGICO: LA ATENCIÓN

Continuando con la cuestión de la inteligencia emocional, no hay recetas universales que sirvan para todos los niños por igual cuando se trata de educarlos, sin embargo, sí podemos afirmar que hay un elemento que siempre es positivo y hace que el niño se sienta querido: la atención de sus padres. Los padres estamos demasiado ocupados para atender a nuestros hijos y eso repercute en el tiempo de calidad que les dedicamos. Es algo muy sencillo: si no estás, no puedes vivirlo.

➡ *¿Cuánto tiempo de calidad dedicas semanalmente a tus hijos?*

➡ *¿Cómo puedes incrementar ese tiempo?*

Si estás y le prestas atención, tienes mucho ganado, puesto que sabrás exactamente cuál es el problema que tiene tu hijo y podrás ayudarlo a resolverlo. No todos los niños responden igual ante sus emociones y no todos requieren el mismo apoyo de sus padres. Ofrecer a los niños un entorno de calma y seguridad es básico para su salud emocional. En esos momentos de calma y seguridad que tú le regalas, será cuando tu hijo tendrá ganas o se atreverá a explicarte cómo se siente, si ha tenido un problema con un amigo, o si le preocupa alguna cosa de sus estudios. Hay que darles tiempo y espacio, entonces los niños se abren a ti, te cuentan las cosas al detalle, te sorprenden...

PERSEVERA, LO QUE PRACTICAS SE VUELVE MÁS FUERTE

Con mucha pena conocíamos el 2 de junio de 2017 la noticia de que Carles Capdevila fallecía a causa de un cáncer. Este brillante periodista, escritor y con una larga trayectoria profesional en prensa, radio y televisión, era también padre de cuatro hijos y desde que conoció la noticia de su enfermedad abandonó el cargo de director que ostentaba y se dedicó a escribir y a reflexionar acerca de las cosas que le importaban, entre ellas la cuestión de la paternidad y de la labor de educar a nuestros niños, en monólogos cargados de humor y de sentido común. Te invitamos a leer cualquiera de sus escritos o a visualizar alguno de los vídeos que protagoniza para deleitarte con su talento. De él es la frase siguiente: «Educar es apasionante, es divertido y además, ¡es posible!».

Si tu objetivo es ayudar a tu hijo a confiar en sí mismo, además de tu voluntad y tu mera presencia, hay otras estrategias que puedes usar para convertirte en su mejor apoyo, igual que lo haría el mejor de los coaches con su cliente. En la revisión sistemática sobre intervenciones de coaching nutricional para perder peso que publicamos en 2016 junto con nuestra compañera Alba Meya, analizamos las estrategias que seguían los profesionales para motivar a sus pacientes, que en la práctica son las mismas que se emplean en las sesiones de coaching con familias. Son las que te mostramos en la tabla siguiente.

Adaptándolas al contexto de la educación de tus hijos, estas estrategias pueden serte muy útiles. A lo largo del libro reconocerás ejemplos de cada una de ellas. Si las tienes en mente, apoyarás a tu hijo para que se convierta en una persona capaz de confiar en sí misma para afrontar los desafíos de la vida. Le estarás ayudando a aumentar su sentido de autoeficacia, a alcanzar un buen nivel de autoconcepto y a mejorar su autoestima.

ESTRATEGIAS PARA QUE TU HIJO GANE CONFIANZA

> Empoderarlo: ayudarle a que sepa reconocer sus fortalezas.

> Ayudarle a reconocer sus logros.

> Enseñarle a aprender de los errores.

> Demostrarle afecto y que confías en él/ella.

> Ayudarle a marcarse metas que sean realistas y a la vez motivadoras.

> Darle refuerzo positivo.

> Elogiar su esfuerzo, no solo el resultado.

ESTRATEGIAS EN COACHING NUTRICIONAL

Establecer el objetivo.

Valorar la disposición al cambio.

Identificar obstáculos y buscar soluciones.

Enfocarse en los puntos fuertes.

Identificar creencias y valores.

Definir el plan de acción.

Automonitorización.

Empoderar al paciente.

Otra forma de que tu hijo gane confianza en sí mismo es enseñarle a disfrutar de la disciplina. Quizá te sorprenda saber que el coaching nutricional tiene mucho que ver con la disciplina y la fuerza de voluntad, puesto que es una técnica que suele asociarse más con la cara molona de la motivación y del logro. En un proceso de coaching nutricional intervienen también el esfuerzo y la disciplina, pero no entendidos desde la perspectiva negativa de «la letra con sangre entra» o como una forma de reprimirse, sino como la habilidad de conectar con el propósito de uno mismo a largo plazo y la capacidad de centrarse en las acciones día a día, sin dispersarse, para lograrlo. Ya lo dijo Steve Jobs:

La gente piensa que centrarse significa decir sí a aquello en lo que te centras, pero no es así. Significa decir no a otras cientos de ideas buenas que hay.

Se trata de ver la disciplina no como algo impuesto, sino como una elección, una actitud con la que disfrutamos a la hora de realizar las cosas.

Nos gusta la disciplina porque te ayuda a seguir un método, y cuando todo está en su lugar, en su justa proporción, se respeta un horario y hay una secuencia de acciones, las cosas están en armonía y resultan más fáciles de hacer. Y si resultan más fáciles de hacer, es más probable que se hagan.

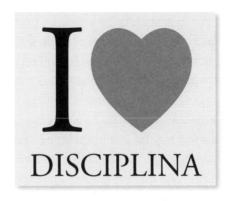

I ♥ DISCIPLINA

¡Enamórate de la disciplina!

En enero de 2015, Lara Lombarte, nutricionista del equipo de Nutritional Coaching, escribió un post, que puedes encontrar en nuestra web, www.nutritionalcoaching.com/blog, donde reflexionaba acerca de nuestro punto de vista sobre la disciplina y que te exponemos a continuación. Aunque la palabra tiene mala prensa, para nosotros la disciplina es algo bueno: si eres disciplinado alcanzarás más deprisa las cosas que realmente quieres y deseas lograr, y no te dejarás embaucar por las cosas que te apetecen en este preciso instante. Es decir, alcanzarás los objetivos que te has fijado a largo plazo y obtendrás resultados.

Un ejemplo claro de cómo funciona la disciplina podría ser:

➡ *¿Qué me apetece ahora mismo?* Acabar enseguida de preparar la merienda de mis hijos y no complicarme.

➡ *¿Qué es lo que más quiero o lo más importante para mí?* Que mis hijos se coman una merienda saludable cuando vaya a buscarlos a la salida del colegio.

Si te dejas llevar por la pereza, optarás por no preparar la merienda en casa. Si eres disciplinado, escogerás una de las distintas meriendas saludables que previamente has pactado con ellos y que habéis anotado en vuestro plan semanal de desayunos y meriendas.

Ser disciplinado implica ser constante y centrarse en la tarea a desempeñar, independientemente de que te apetezca o no hacerlo. Las personas disciplinadas ignoran las sensaciones desagradables que experimentan en su cuerpo y que pretenden apartarles de su propósito, sea cual sea. La pereza, el desánimo, la apatía, la falta de confianza, el aburrimiento..., ninguno de esos estados emocionales y las sensaciones que los acompañan son capaces de vencer a una persona con disciplina.

Y esas personas comparten también una característica y es que han aprendido a disfrutar del proceso, y no solo del momento en el que obtienen el resultado. Cuando le coges el punto a la disciplina, descubres que el hecho de centrarte en el desempeño correcto del trabajo es tan satisfactorio como el resultado que obtienes. Te centras en seguir un orden ya establecido, unas pautas que te conducen hacia el objetivo. Ser disciplinado te invita a gozar del hecho de hacer las cosas bien, y si hablamos de tu alimentación nos referimos a comer de forma sana y equilibrada, y a no prestar atención únicamente al número que aparece en la báscula.

Si quieres empezar a ser disciplinado, y que tus hijos también lo sean, puedes entrenarte para ello, proponiéndote algo concreto y llevándolo a la práctica. Por ejemplo: iros a la cama a la hora establecida, preparar las mochilas el día anterior, recogerse cada uno la ropa sucia, hacerse la cama, lavarse los dientes por la noche, quitar la mesa...

A veces en lo que nos falta disciplina, o capacidad o fuerza de voluntad, es en saber decir que no a determinados alimentos. Es verdad que los alimentos ricos en grasa y azúcar son más agradables al paladar y nos proporcionan una sensación efímera de placer, y ese bálsamo emocional es el que en ocasiones busca el niño cuando come. La herramienta el Monstruo de la Gula, que ya te presentamos en nuestro anterior libro, *Coaching nutricional. Haz que tu dieta funcione*, enseña al niño a identificar los momentos, las situaciones, los pensamientos y los disparadores que le llevan a comer alimentos que no debería.

EL MONSTRUO DE LA GULA

1. Dibuja en un papel un monstruo que represente la compulsión del niño por comer cosas que no le convienen. Lo llamaremos Monstruo de la Gula. Si lo prefieres, puedes pedirle al niño que lo dibuje o usar la plantilla del monstruo.
2. Una vez está dibujado el monstruo, pregúntale a tu hijo: ¿Qué cosas hacen que ese monstruo se haga grande? ¿Cuándo aparece? ¿Qué lo alimenta? Dibuja unas flechas que salgan hacia

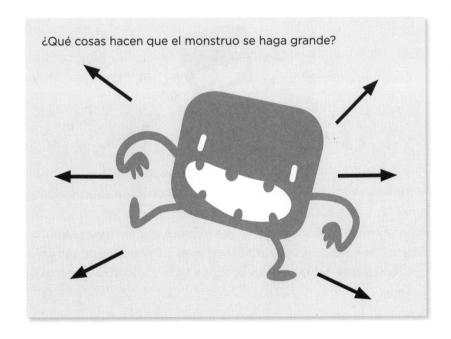

¿Qué cosas hacen que el monstruo se haga grande?

fuera y al final de cada una escribid las situaciones que le provocan más gula. Por ejemplo, «Cuando estoy aburrido», «Cuando me he enfadado con mi hermano», «Cuando mi madre no me ha puesto la merienda» o «Cuando veo un anuncio en la televisión».

3. Ahora reflexionad acerca de lo siguiente: ¿Qué cosas hacen que se haga más pequeño? ¿Cuando no aparece? ¿Cómo consigues combatirlo?

Dibuja a continuación unas flechas que apunten hacia el monstruo. Anotad junto a cada una de ellas aquello que el niño haya identificado como una ayuda para controlar al monstruo de la gula. Por ejemplo: «Cuando estoy tranquilo en mi habitación», «Cuando me distraigo con otras cosas» o «Cuando estoy jugando al baloncesto».

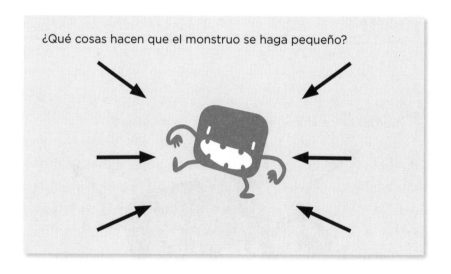

¿Qué cosas hacen que el monstruo se haga pequeño?

Una vez identificadas las cosas que reducen al monstruo, pregúntale a tu hijo qué ha aprendido con este ejercicio. Se trata de que uséis las respuestas del monstruo pequeño para combatir al monstruo grande.

Si el problema que tiene tu hijo es que come a escondidas, o sea, es lo que se llama un «comedor de armario», por el término anglosajón *closet eater*, puede estar reflejando que tiene ganas de algún alimento que le has prohibido o que se avergüenza de comer en tu presencia. En ambos casos esta actitud es un indicador de que algo no se está gestionando bien. Quizá su dieta es demasiado restrictiva. Es normal que a los niños les apetezcan los alimentos que continuamente aparecen en televisión y que probablemente ven que los demás niños comen. Por otro lado, si tu reacción cuando come algo que no debería es echarle una reprimenda, probablemente nunca se decidirá a hacerlo en tu presencia. Que un niño coma a escondidas a veces también es una señal de que acude a la comida en busca de consuelo o para reconfortarse. Teniendo en cuenta siempre que si el problema va a más deberías acudir a un profesional de la salud que valore la situación, puedes empezar a abordarla desde tu círculo de influencia formulándote estas preguntas:

➡ *¿Cómo manejo el deseo que pueda tener mi hijo de alimentos ricos en grasa y azúcar?*

➡ *¿Cómo me muestro cuando los come?*

➡ *¿Hay alimentos prohibidos en casa?*

➡ *¿Cómo estoy atendiendo las necesidades emocionales de mi hijo?*

➡ *¿Qué puedo hacer de otra forma?*

Es importante que tu hijo entienda que los alimentos procesados se pueden comer de vez en cuando, porque le apetezcan debido a su sabor y porque forman parte de los eventos sociales en los que participamos, con la familia y los amigos. Sin embargo, son alimentos que no le ayudan a crecer, y si se llena la barriga con un pastel de chocolate, no le queda espacio para otros alimentos que su cuerpo necesita.

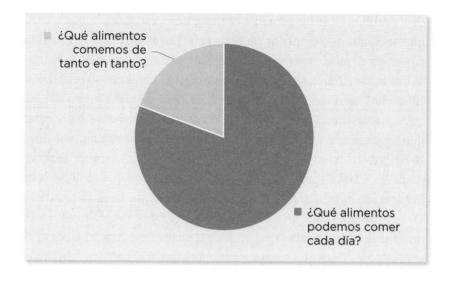

¿Qué alimentos comemos de tanto en tanto?

¿Qué alimentos podemos comer cada día?

Podéis hacer el juego de los alimentos que se pueden comer cada día y los que solo se comen de tanto en tanto.

LA COMIDA COMO PREMIO Y LA CAJA DE LOS HOMENAJES

Para reducir el consumo de azúcar en la familia, también tendréis que desaprender a usar la alimentación como recurso para «premiarse». Por ejemplo, una paciente nos explicaba que le daba mucha rabia que en televisión estuviera tan normalizado el hecho de recurrir al dulce, al helado o a la comida basura en general cuando el protagonista tiene un problema. Me explicaba que en un episodio de *Las chicas Gilmore*, serie que les gusta ver juntas a su hija Claudia y a ella, la madre asegura necesitar una hamburguesa extragrande porque ha tenido un día muy duro, o que en otra escena, la niña llega al hotel donde trabaja su madre y le pide a Sookie, la cocinera, algo de chocolate porque no le ha ido nada bien el día en el colegio nuevo donde ha empezado el curso, o en otra ocasión la madre le lleva del trabajo un trozo de tarta de chocolate casera porque prevé que habrá pasado un mal rato en compañía de los abuelos... Y así una tras otra.

Sin embargo, la falsa felicidad que nos aporta el trozo de chocolate no dura lo suficiente y volvemos a por más, y a por más... Por eso es importante que tus hijos aprendan a premiarse y a ser premiados de formas alternativas.

➡ *¿Qué te parece que podría ser un buen premio para tus hijos?*

Es más, ¿por qué no les preguntas a ellos qué detalles o experiencias les gustaría recibir como premio en las ocasiones en que se lo merezcan? Anotad esas ideas en papelitos, dobladlos bien pequeños y metedlos en una caja bonita, que podéis rotular con el nombre de la Caja de los Homenajes. Cuando tu hijo te pida un dulce, abrid la caja y sacad un papelito al azar. Verás qué divertido.

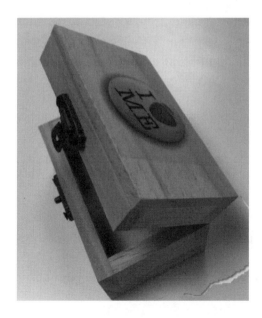

La caja de los homenajes de Nutritional Coaching.

LOS BENEFICIOS DE LA GRATITUD

Todo lo que les plantees a tus hijos que les despierte la curiosidad y les suponga diversión sin duda les encantará, puesto que tanto la curiosidad como la diversión son dos valores muy ligados a la infancia. A los niños les gusta pasárselo bien, y un ejercicio con el que acaban disfrutando mucho y que les resulta muy beneficioso es la actividad de Dar las Gracias. La gratitud se ha convertido en ciencia, la ciencia de la gratitud, desde que los psicólogos, sobre todo los que siguen la línea de la psicología positiva, han empezado a investigar y respaldar sus beneficios, algunos de los cuales los menciona Stephen Yoshimura, de la Universidad de Montana, en su revisión de 2017. Los hallazgos de los estudios que recoge Yoshimura asocian la gratitud con estados positivos, como por ejemplo la satisfacción con la vida, la vitalidad, la esperanza, el optimismo, el entusiasmo, la curiosidad, el amor y la reducción en los niveles de depresión, de ansiedad y envidia. Otro de los referentes en este campo es el investigador Robert Emmons, cuyo libro más reciente es *The Little Book of Gratitude: Create a life of happiness and well-being by giving thanks*, publicado en 2016. El ejercicio que nosotros te planteamos consiste en recordar el día anterior y dar las gracias por tres cosas positivas que os hayan sucedido a ti y a tus hijos, y en las que hayáis participado. Por ejemplo: he jugado a pelota en el patio, he entregado un proyecto del que estoy satisfecho, he pasado un rato con mi madre...

Al principio puede ser que los niños te contesten que no quieren hacerlo. No pasa nada, empieza tú. Da las gracias por las cosas positivas que te pasaron el día anterior:

> Doy las gracias porque pasamos un rato con la abuela.
> Doy las gracias porque comimos unas fresas que estaban riquísimas.
> Doy las gracias porque estuvimos cantando y bailando juntos.

Los niños poco a poco entran en el juego. Si no se les ocurre nada, ayúdales con preguntas que dirijan su atención: «¿Qué hiciste por la mañana?», «¿Qué pasó ayer en clase?», «¿Y a la hora del patio? ¿Y en casa?», «¿A qué jugaste con tus amigos?».

Algo que me encantó es que una de nuestras pacientes nos explicó que su hijo de 6 años, después de trabajar la técnica durante una semana le había dicho: «Doy las gracias por el ejercicio de dar las gracias». ¿No es maravilloso?

Nosotros también lo practicamos hace tiempo y mis hijos ya me lo piden nada más subir al coche. Lo hacemos de camino al colegio, después de haber dejado atrás la vorágine de operaciones que llevamos a cabo desde que nos levantamos hasta que cerramos la puerta camino de la escuela. Nuestra casa, supongo que como la tuya, en la franja horaria que va de las siete y media a las nueve es una máquina de precisión, un tren de alta velocidad que avanza a ritmo acelerado con el objetivo de llegar a la puerta del colegio antes de que esta se cierre, habiendo realizado las siguientes tareas:

> Despertar a los niños (esto es más difícil de lo que parece).
> Completar la higiene personal de cada uno.
> Vestir a cada uno.
> Ordenar las camas y las habitaciones.
> Preparar los desayunos para tomar en ese momento y los desayunos para llevar al colegio.
> Preparar la merienda que después llevaré a los niños por la tarde una vez vuelva del despacho.
> Preparar el *tupper* para el trabajo (por supuesto, si no lo has previsto el día anterior el resultado puede ser nefasto).
> Sacar a pasear a Nala (esta tarea es nueva, Nala es un cachorro de cuatro meses que recientemente se ha sumado a la familia. Sí, estamos locos).
> Asegurarse de que los niños se preparen sus mochilas.
> Comprobar que los niños han metido en las mochilas todo lo nece-

sario, incluido el desayuno que he preparado antes (una sola vez he vuelto a casa a coger el bocadillo que mi hijo se había dejado encima de la mesa, y no lo haré más: entre sus responsabilidades está la de asegurarse de que lleva el desayuno en la cartera. Y si se lo olvida, como ha pasado en alguna ocasión, aprenden rápidamente que deben acordarse de comprobarlo siempre porque el desayuno, igual que la merienda, es un tesoro que cada niño lleva al colegio y que es difícil de compartir, aunque siempre hay un buen amigo que comparte el suyo con tu hijo).

> Buscar las llaves del coche, el móvil, el maletín para la oficina, etcétera.

Seguro que esta lista se puede alargar hasta el infinito, en función de las tareas del hogar que dejes terminadas antes de marcharte y de si aprovechas este tiempo de la mañana para enviar algunos e-mails o acabar alguna tarea del trabajo, en caso de que puedas hacerlo desde casa.

TÉCNICA STOP

El día a día es muy estresante, y la presión no la padecemos solo los mayores, sino que los niños también se ven afectados. Aprende a trabajar con tus hijos un anclaje que os sirva para conectar con la paz, con la calma. Engancharte a esa ancla es como estar en un espacio en el que te sientes seguro, como en casa, es algo igual de agradable que la sensación de que tu madre te haga cosquillas o te rasque la espalda.

Parar y conectar con las sensaciones de tu cuerpo es lo que te proponemos con la **Técnica STOP**, asociada a John Kabat Zinn y a su programa de MBSR (Mindfulness Based Stress Reduction), y que también puedes encontrar adaptada por Elisha Goldstein en su libro *The Now Effect: How This Moment Can Change the Rest of Your Life.*

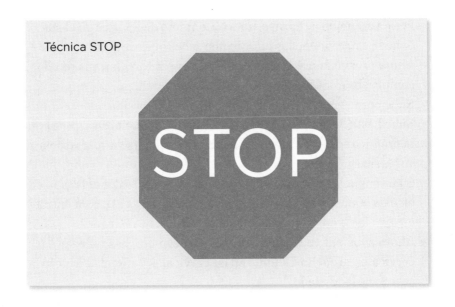

Técnica STOP

Se llama así porque es una regla nemotécnica, formada por las iniciales de las palabras inglesas que designan la secuencia de los pasos que debes seguir:

> **STOP** (Para, deja de hacer lo que estés haciendo).
> **TAKE A BREATH** (Respira hondo).
> **OBSERVE** (Observa tu cuerpo, hazte mentalmente un escáner corporal de los pies a la cabeza).
> **PROCEED** (Procede, continúa realizando lo que estabas haciendo).

Puedes empezar a practicarla contigo mismo y después probarla con tus hijos, guiándolos con las siguientes palabras a lo largo del proceso:

> Deja de hacer lo que estás haciendo y siéntate cómodamente. Apoya bien la espalda en el respaldo, deja las manos encima de la falda, o ponlas encima de tu barriga, donde tú prefieras. Cierra los ojos para que nada te distraiga. Ahora yo voy a guiarte, y tú centra la atención en lo que te iré diciendo.

> Presta atención a tus pies, nota el contacto de los pies en el suelo. Si no te estás viendo los pies, ¿cómo sabes que están ahí?
> Ahora presta atención a tus tobillos, tus pantorrillas, tus rodillas, comprueba si sientes algo, frío o calor o cosquillas...
> Sube por tus muslos, nótalos en contacto con la silla.
> Sube hasta llegar a tus glúteos (esto les dará mucha risa, pero con la práctica se acostumbran y aprenden a referirse a su cuerpo sin vergüenza).
> Sigue subiendo y para en tu zona lumbar. Nota el calor del respaldo en esta zona. Observa si tienes algún dolor. Si es así, concéntrate en él y siente cómo se hace menos intenso.
> Ahora sube por tu espalda, vértebra a vértebra, hasta llegar a las cervicales, al cuello. Detente en las cervicales y aflójalas. Mueve la cabeza de lado a lado.
> Afloja también tus hombros, relájalos. Relaja los brazos, baja por ellos hasta llegar a las manos, y afloja los dedos.
> Ahora presta atención a tu cara. Relaja tus ojos cerrados. Afloja la mandíbula, déjala caer y entreabre un poco la boca. Relaja la lengua.
> Ahora sube por tus orejas y toma conciencia de tu pelo y tu cuero cabelludo. Relájalo también.
> Muy bien, ahora nota todo tu cuerpo relajado.
> Imagina una gran sonrisa dibujada en tu pecho.
> Haz una respiración profunda...
> Abre los ojos cuando quieras...
> Bienvenido/a

¿Qué te parece? Seguramente solo con leerlo ya te sientes más relajado. Así es como lo hacemos nosotros, pero tú puedes adaptarlo y crear tu propia secuencia.

La técnica es muy sencilla, lo que es difícil es acordarse de practicarla y repetirla de forma periódica, que es lo que realmente produce un efecto a la hora de reducir el nivel de estrés. Por ello, y como deberíamos hacer cada vez que queremos incorporar alguna nueva conducta, lo primero es encontrar el momento en que vas a practicar las técnicas. Cuando te encuentres en una situación determinada que vamos a llamar DISPA-RADOR o SEÑAL, sabrás que puedes poner en práctica la técnica. Así empiezas a asociar la práctica con ese elemento que va a estar siempre presente en tu día a día y que te va servir como recordatorio.

Puedes trabajar esta técnica para contrarrestar una situación estresante o cuando observes que tu cuerpo o el de tus hijos se encuentra en respuesta de estrés (por ejemplo, una vez estáis en el coche después de las frenéticas tareas matutinas que hemos detallado, o cuando llegáis tarde al colegio, para evitar discutir con los niños o con la pareja...). Asimismo, es útil practicarla a modo de ejercicio de mindfulness preventivo en un momento determinado del día, sin que haya sucedido nada que provoque nervios (cada día al despertaros, o al acostaros, al entrar en el coche, al aparcar, etcétera). Verás que es una técnica muy fácil de emplear, que se tarda poco tiempo y que sus efectos son maravillosos.

Otro momento en el que también te invito a parar, aunque no con el propósito de trabajar la técnica, es cuando tu hijo te está explicando algo. Entonces párate, deja de hacer lo que estés haciendo y escúchalo con atención. Es mágico darse cuenta al detenerse de la velocidad a la que uno iba y a la que estaba arrastrando a los hijos.

Date permiso para parar. Respira.
Observa. Procede.

Algunos padres y madres a los que hemos enseñado a practicar esta técnica nos han contado lo bien que les va.

> Yo ya la he puesto en práctica varias veces, en ocasiones después de la jornada de trabajo, que me deja sin energía, o en casa cuando veo que tengo muchas cosas que hacer y no sé por dónde empezar. Es una forma de recargarme positivamente y organizarme: cuando freno y me relajo pienso con claridad. ¡A mí me funciona!

Yo la pongo en práctica sobre todo cuando cojo el tren para ir a trabajar y al volver. Me relaja...

Practicar la técnica STOP me fue fenomenal esta semana pasada, en la que tuve a mi pequeña con tos y mocos, un resfriado normal, pero como ha sido el primero pues me puse más nerviosa y empecé a pagarlo con mi pareja, en el sentido de que cualquier cosa que me decía me sentaba mal. Así que me acordé de la técnica, me senté en el sofá y la hice. Cuando terminé estaba mucho más relajada, fui consciente de lo egoísta que había sido, porque él también lo estaba pasando mal, así que le pedí perdón y me encontré mucho mejor.

Sin el estrés guiando tus decisiones, estarás más preparado para trabajar por tu objetivo relacionado con la alimentación. Así que te invitamos a que trates de ir más despacio por la vida, de ralentizar las actividades, de hacerlas poco a poco y con atención. En algunos estudios, como el que se publicó en 2015 en la revista *Clinical Pediatrics*, titulado *Barriers and Facilitators of Pediatric Weight Management Among Diverse Families,* que ya te hemos mencionado en el capítulo anterior, se identifica la falta de tiempo como obstáculo para que los padres se ocupen de ofrecer una alimentación saludable a sus hijos. Sin embargo, no se trata de cuánto tiempo tienes, sino de con qué criterio estableces el orden de prioridad entre las muchas tareas pendientes que has anotado en tu agenda, o en tu cabeza si no tienes agenda. Por cierto, no utilizar agenda de papel ni electrónica es obligar a hacer un sobreesfuerzo innecesario al cerebro, que debe gastar energía recordando tus compromisos.

Como dice Carl Honoré, en su obra *El elogio de la lentitud*, «cuando aceleras cosas que no deberían acelerarse, tienes que pagar un precio». ¿Cuál es el precio que estás pagando por acelerar el tiempo que destinas a tu alimentación? ¿Y por el que destinas a la alimentación de tus hijos?

Nos gustaría finalizar este capítulo con un ejercicio de visualización: Imagina que ya ha pasado un año desde que diste comienzo a la lectura de este libro y empezaste a mejorar tu alimentación y la de tus hijos. Te sientes diferente porque ya no te angustias por la comida. Te has quitado de encima la losa de la preocupación. Ya no hay malas caras, ni palabras duras por lo que tus hijos comen. Tu hijo sabe lo que tiene que comer. Conoce cuáles son los alimentos que puede tomar de tanto en tanto y cuáles son los habituales. Los disfrutáis. Ya no hay prohibición. Coméis lo que queréis y habéis aprendido a disfrutar de la comida saludable. Visualiza esa escena. Concreta bien en tu mente el lugar donde estáis, quién aparece en la escena, qué sonidos oyes, a qué huele, si estás en un jardín y notas la brisa en la cara o estás dentro de una casa, cuáles son las emociones que estás sintiendo... Fija en tu cerebro este momento de felicidad, de paz y de calma. Ánclalo, asócialo a algún gesto, y recurre a él cada vez que quieras disfrutar de esta maravillosa sensación.

¿QUÉ TE LLEVAS DE ESTE CAPÍTULO?

Este capítulo me ha inspirado para:

5

DE LA ALIMENTACIÓN IDEAL A LA REAL

Comer es una necesidad,

Pero comer de forma inteligente es un arte.

DE LA ROCHEFOUCAULD

Muchas veces te habrás preguntado: ¿y cómo paso de la alimentación ideal a la real? ¿Cómo puedo llevar esto a la práctica? Incluso te habrás agobiado al no saber exactamente qué hacer.

Pues bien, en este capítulo te vamos a facilitar información que te ayudará a ello. Como se ha comentado en anteriores capítulos, la alimentación de nuestros hijos no es la ideal en estos momentos. Las grasas y, según datos recientes, sobre todo el azúcar, en muchas ocasiones oculto en los alimentos, están siendo los causantes de gran parte de los problemas que afectan a la alimentación infantil. Está perfectamente demostrado el vínculo entre el consumo de bebidas azucaradas y un mayor riesgo de padecer obesidad, según lo recogen varias investigaciones publicadas ya en 2012 en el *The New England Journal Medicine*.

La Organización Mundial de la Salud, junto a otras investigaciones de 2014 y 2016, afirma que una de las posibles soluciones es la adopción de medidas impositivas para influir en los hábitos de compra, es decir, introducir un impuesto que aumente el precio de este tipo de productos. En España, el gobierno de Cataluña ha implantado este impuesto a las bebidas azucaradas, y parece ser que otras comunidades autónomas se están planteando seriamente hacer lo propio. Aun así, este tipo de tributos siguen siendo noticia, por lo menos en España, lo cual refleja el poco compromiso de los gobiernos por abordar esta situación de una forma global, cosa que nos obliga a ejercer nuestra responsabilidad individual con más ahínco si cabe. Por otro lado, el estudio de la Organización Mundial de la Salud que mencionábamos al inicio concluye que cualquier intento de afrontar el problema de la obesidad infantil debe comprender medidas para reducir la exposición de los niños a la promoción de los alimentos malsanos y a su influencia y su consumo, tarea que en una parte importante corresponde a los padres. Por tanto, no dejemos en manos de otros lo que nos compete a nosotros mismos.

¿CÓMO REDUCIR EL CONSUMO DE AZÚCAR EN LOS MÁS PEQUEÑOS?

Lo primero que debes saber es dónde se encuentra el azúcar. Este puede estar presente de dos maneras en los alimentos: formando parte del alimento de modo natural, en este caso se llama azúcar intrínseco, o libre y/o añadido.

En las conclusiones del estudio ANIBES publicado en 2017 podemos observar que el consumo medio de azúcar total entre los españoles es de 76,3 g/día (el 17 % de la ingesta calórica total diaria), de los cuales, 42,4 gramos son de azúcar intrínseco, propio del alimento, y 33,9 gramos son de azúcar libre y/o añadido. Lo más preocupante es que, según este estudio, la población infantil es la que consume más cantidad.

El azúcar intrínseco, al encontrarse de modo natural en los alimentos, unido a otras estructuras del alimento como por ejemplo la fibra, no se considera que sea excesivamente perjudicial, de ahí que no se ponga una limitación clara a su consumo. Por otro lado, los azúcares libres y/o añadidos son aquellos que están presentes o se añaden de forma deliberada a los alimentos para mejorar, entre otras cosas, su sabor o su conservación. ¿Esto quiere decir que no hay alimentos en la naturaleza muy ricos en azúcares libres? Pues sí, hay varios alimentos que tienen una cantidad de azúcar libre muy elevada, y que también debes de conocer. Uno de ellos es un producto con muy buena prensa: la miel. Es el caso también de los famosos siropes, tan de moda hoy en día como posibles sustitutos del azúcar, e incluso de los zumos de fruta, que al haber perdido la fibra no se pueden comparar con la fruta fresca. Este tipo de azúcares son los que numerosas investigaciones acusan de causar muchos de los problemas de salud que hoy en día afectan a la población adulta y sobre todo a la infantil. Su consumo está limitado a un máximo del 10 % del total de las calorías ingeridas al día. Según el mismo estudio ANIBES, los niños y adolescentes son los mayores consumidores de este tipo de azúcar.

Para conseguir que nuestros niños tomen menos cantidad de azúcar, además de saber qué tipos de azúcar existen, es preciso conocer qué alimentos son los que los contienen en mayor proporción. A continuación detallamos una lista de alimentos que la población española toma habitualmente y que contienen azúcares libres y que seguramente podemos extrapolar a muchos otros países:

1. Refrescos azucarados
2. Azúcar de mesa
3. Pasteles
4. Chocolate
5. Yogur y leches fermentadas
6. Otros productos lácteos
7. Mermelada y similares
8. Zumos y néctares
9. Cereales para el desayuno y barras de cereales
10. Otros dulces y golosinas

Como habrás observado, son alimentos muy habituales en todas las casas. Te proponemos una reflexión: ¿cuántos de estos alimentos coméis en casa a diario? ¿Con qué frecuencia? Si en tu respuesta hay más de uno, y los tomáis a diario, es importante que os planteéis un cambio.

La comida del día en la que se suele ingerir más cantidad de azúcar es el desayuno. Nos han repetido hasta la saciedad que el desayuno debe incluir alimentos extremadamente ricos en azúcar, como leche con azúcar, cereales azucarados, mermeladas, zumos, batidos de cacao o productos para chocolatear la leche y que en realidad son azúcar con un poco de cacao.

Como hemos explicado al inicio del capítulo, la recomendación de la Organización Mundial de la Salud es reducir el consumo de azúcares libres de modo que no sobrepase el 10 % de las calorías diarias (50 g), tanto los niños como los adultos. Para observar mejoras en la salud, la cantidad óptima sería la que aportase menos del 5 % de las calorías diarias (25 g).

Por ejemplo, en un niño de 7-8 años que tiene unas necesidades de unas 2.000 kilocalorías al día aproximadamente, la ingesta de azúcar debería de ser como máximo de 50 gr al día. Y para que te hagas una idea, una natilla comercial tiene 19,6 gr de azúcar. En el capítulo 1 dispones de más información de la composición de algunos alimentos de consumo habitual y de su cantidad de azúcar.

Para que puedas ser consciente de la cantidad de azúcar que consumís tanto tú como tus hijos, te presentamos una herramienta que hemos bautizado con el nombre de «Azucarómetro». Se trata de registrar la cantidad de azúcar que tomas a lo largo del día, teniendo en cuenta no solo el azúcar que añades a las bebidas o los alimentos, como el café o el yogur, sino el que está oculto en los alimentos. Para saber cuánto azúcar contiene un determinado alimento deberás leer la información nutricional de la etiqueta, tal como te explicamos al mostrarte la herramienta del **Detective en el Supermercado**. En ella te indicamos las cantidades que contienen algunos de los alimentos mencionados en la lista de los más consumidos:

Calcula la cantidad de azúcar que consumes a lo largo de tu día, marcando el azúcar de mesa y muchos otros alimentos con azúcar oculto en el azucarómetro.

La recomendación por parte de la OMS es la de reducir el consumo de azúcares libres, sin sobrepasar el 10 % de las calorías diarias (50 g) tanto en niños como en adultos, siendo un aporte inferior al 5 % (25 g) la recomendación óptima para ver mejoras en la salud.

25 g de azúcar =

50 g de azúcar =

= 5 g de azúcar (1 cucharada de postre)

= 2,5 g de azúcar (½ cucharada de postre)

CANTIDAD DE AZÚCAR EN CUCHARADAS *

DESAYUNOS / MERIENDAS:

Cereales integrales (30 g) =

Cereales de desayuno con
   chocolate (30 g) =

Galleta tipo maría (30 g) =

Galleta tipo príncipe de chocolate
   (30 g) =

Galletas tipo digestive (30 g) =

Galletas de chocolate tipo cookies
   (30 g) =

1 yogur desnatado de sabores =

2 cucharaditas de mermelada
   de fruta (10 g) =

1 vaso de bebida de soja
   (200 ml) =

1 vaso de zumo envasado
   (200 ml) =

POSTRES LÁCTEOS

Natillas comerciales
   (125 g) =

Petit suis con frutas (60 g) =

Flan de vainilla
   (100 g) =

Postre de chocolate *light* (125 g) =

ADEREZOS

1 cucharada de kétchup
   (15 g) =

1 cucharada de vinagre balsámico
   (15 g) =

3 cucharadas de salsa de tomate
   frito (50 g) =

BEBIDAS

1 lata de refresco azucarado de cola
   (330 ml) =

1 vaso de sunny delight
   (200 ml) =

PROCESADOS

1 hamburguesa *fast food*
   (250 g) =

1 ración de lasaña congelada
   (250 g) =

* Las equivalencias son aproximadas para poder representarlo de manera visual con las cucharillas, y pueden variar según la marca comercial. Revisa tú siempre la etiqueta del producto para conocer la información nutricional.

La plantilla que tienes a continuación te muestra una regla con una escala del 0 al 60 para que vayas anotando y sumando los gramos de azúcar que tomas al día. La franja que va de 0 a 25 g tiene un emoticón sonriente en verde para que veas de manera fácil cuáles son los valores que se consideran correctos o saludables. Igualmente, la zona a partir de los 50 g tiene un emoticón enfadado para que tomes conciencia de que estás consumiendo más azúcar del que deberías.

Raúl, un padre preocupado por la alimentación de sus hijos, al rellenar el Azucarómetro se sorprendió mucho de la cantidad de azúcar que contienen los yogures bebidos y los zumos de frutas, que son dos productos que él acostumbraba a dar a sus pequeños. Empezó con ellos el juego de leer las etiquetas en el supermercado para encontrar alimentos que tuvieran menos de 10 g de azúcar por cada 100 g de producto. El primero que lo encontraba ganaba.

Poniendo en práctica este juego con tus hijos, comprobarás que la mayoría de los productos que se venden para desayunos y meriendas superan esta cantidad. Si no quieres darles tanto azúcar a tus hijos y reducir el consumo tú mismo, te toca poner en marcha la imaginación y salir de la zona de confort alimentaria.

¿Qué alimentos alternativos se te ocurre que puedes darles a tus hijos para desayunar o merendar? Anótalos aquí:

Desayuno:

Merienda:

Gramos azúcar	Lunes	Martes	Miércoles	Jueves	Viernes	Sábado	Domingo	Gramos azúcar

Para echarte una mano y ampliar las posibilidades, si lo necesitas, a continuación te ofrecemos varias recetas para el desayuno que también son muy apetecibles a media mañana o media tarde. Verás que algunas requieren más elaboración que otras, que son mucho más rápidas de preparar. La autora de las tres primeras es la dietista-nutricionista Lidia Folgar. Puedes encontrar estas recetas en su blog bajo el título *Sesenta desayunos sanos para compartir en familia*. Nos han parecido excelentes opciones para nuestros pequeños, ya que son saludables y no son ricas en azúcares.

DESAYUNO 1: Tortitas de calabaza, avena y semillas de lino con puré de frutos rojos y coco rallado. Café con leche o bebida vegetal.

Receta de las tortitas de calabaza:
INGREDIENTES (para unas 6 unidades)

- 3 rodajas de calabaza al vapor
- 1 huevo y 2 claras
- 1 vasito de copos de avena
- 2 cucharadas de semillas de lino
- 2/3 de vaso de bebida de avena

ELABORACIÓN
Triturar todos los ingredientes y pasar la masa por la sartén, pincelada con aceite de oliva virgen extra, vuelta y vuelta.

DESAYUNO 2: Pan de plátano, queso fresco con puré de fresas maduras, coco rallado y nueces.

Receta del pan de plátano:
INGREDIENTES (para 8 raciones)

- 3 huevos
- 125 g de harina de avena
- 50 g de harina de espelta

- 3 plátanos maduros
- 50 g de dátiles
- Levadura, sal y esencia de vainilla

ELABORACIÓN

Triturar los plátanos y los dátiles, y mezclar con el resto de ingredientes hasta crear una masa homogénea. Colocar la masa en un molde y hornear a 200 °C. Para comprobar si está hecho, pinchar el pan con un palillo y ver si sale limpio.

DESAYUNO 3: 1 yogur natural con barritas de almendras y dátiles.

Receta de las barritas

INGREDIENTES (para 6 unidades)

1ª Capa:
- 100 g de harina de almendras
- 3 cucharadas de aceite de oliva virgen
- 30 g de dátiles
- Una pizca de sal

2ª Capa:
- 150 g de dátiles
- 2 cucharadas de manteca de anacardos 100 % (sustituible por crema de cacahuete, almendras...)
- Una pizca de sal

Cobertura:
- Chocolate con un 70 % de cacao sin azúcares añadidos o un 99 % de cacao
- Un chorrito de leche o bebida vegetal
- 20 g de dátiles
- 1 cucharada de manteca de anacardos 100 %

ELABORACIÓN

1ª Capa:

En un bol, con ayuda de una cuchara o espátula mezclar la harina con la sal y el aceite de oliva.

Por otro lado dejar en remojo los dátiles con un poquito de agua y después triturarlos hasta formar una pasta de dátiles naturalmente dulce. Añadir esta pasta al bol y remover bien, integrando todos los ingredientes.

Forrar una bandeja pequeña con papel vegetal. También se puede utilizar un molde de silicona con divisiones rectangulares o uno grande rectangular.

Colocar la mezcla en la bandeja, aplastándola bien, y meterla en el congelador durante 30 minutos.

2ª Capa:

Triturar bien los dátiles con ayuda de una batidora, picadora o procesador de alimentos. Incorporar el resto de los ingredientes y mezclarlo todo bien.

Sacar del congelador la bandeja o el molde donde se ha formado la primera capa, y cubrir esta de forma homogénea con la nueva mezcla.

Volver a meter la bandeja en el congelador. Esta vez se dejará dentro varias horas, de un día para otro.

Cobertura:

Esa puede resultar la parte más complicada de la receta, ya que los pasos anteriores son muy sencillos.

Para la cobertura, cortar el chocolate en trozos pequeños y ponerlo a calentar al baño María o en el microondas. Si se usa el microondas, es preciso pararlo cada poco tiempo para remover bien y comprobar que no se queme el chocolate.

Una vez derretido el chocolate, añadirle el resto de los ingredientes e integrarlo todo bien.

Sacar del congelador la bandeja o el molde y, en frío, cortar la mezcla en forma de barritas alargadas. Colocar las barritas en una rejilla o una bandeja grande. Bañarlas con la cobertura de chocolate y meterlas otra vez en el congelador.

Estas barritas han de conservarse en la nevera o en el congelador y sacarlas unos minutos antes de comerlas para que no se derrita el chocolate de la cobertura.

DESAYUNO 4: 1 vaso de leche con 1 trozo de bizcocho de algarroba y plátano.

La receta del bizcocho de algarroba y plátano la encontrarás en el libro *Las emociones se sientan a la mesa*, donde también puedes consultar otras recetas de comidas saludables.

INGREDIENTES

- 2 tazas de harina de trigo integral o de espelta
- ¾ de taza de harina de algarroba
- ¾ de taza de aceite de oliva
- 1 taza de bebida vegetal (avena, arroz, espelta)
- 3 huevos ecológicos
- ¼ de taza de sirope de agave o melaza
- 1 plátano
- 1 cucharadita de bicarbonato
- 2 cucharaditas de levadura bio
- 1 cucharadita de canela
- 1 cucharadita de sal
- 1 cucharadita de vainilla

ELABORACIÓN

Precalentar el horno a 180 ºC.

Separar la yema de la clara, y montar la clara a punto de nieve.

Mezclar, por una parte, todos los ingredientes secos: harina de trigo, harina de algarroba, vainilla, bicarbonato, levadura, canela y sal, si vas a utilizarla. Por otra parte, mezclar bien con batidora eléctrica o de varillas los ingredientes húmedos: yema, bebida vegetal, aceite y sirope. Cuando los ingredientes húmedos estén perfectamente integrados, añadir la mezcla seca y las claras.

Remover hasta formar una masa homogénea y sin grumos, y verterla en el molde, previamente engrasado y enharinado.

Hornear el bizcocho durante 35 minutos aproximadamente con calor por abajo, y después 20 minutos con calor por arriba y abajo.

Comprobar que esté bien hecho antes de sacarlo introduciendo en el bizcocho un cuchillo.

DESAYUNO 5: 1 vaso de bebida vegetal con 2 rebanadas de pan de centeno integral y aguacate untado con sésamo tostado por encima.

DESAYUNO 6: 1 vaso de yogur natural con copos de avena triturados y trozos de plátano y manzana, con una pizca de canela en polvo.

DESAYUNO 7: 1 bol de plátano troceado con copos de avena con leche y chocolate puro rallado.

DESAYUNO 8: sándwich de pan integral con aguacate y nueces + 1 vaso de leche con canela.

Recuerda que estas son solo algunas opciones y que puedes preparar lo que más os apetezca. No es necesario que el desayuno se componga siempre de un producto lácteo, cereales y fruta; las posibilidades son múltiples, basta con aplicar un poco de imaginación y tener paciencia para que tus hijos sustituyan los desayunos, o meriendas, ricos en azúcares y grasas por otros mucho más sanos e igual de sabrosos.

En relación con el cambio de alimentación y la reducción de azúcares, recordamos un paciente que acudió a nuestra consulta, derivado por el pediatra. El niño, de 6 años, vino con sus padres, muy comprometidos con el tema, y algo preocupados. El niño no comía nada de verdura y tampoco quería tomar alimentos que no fueran procesados; tenía especial predilección por los más ricos en azúcares, como los cereales chocolateados para desayunar o la pizza y las salchichas para la cena, todo aderezado con kétchup. En estos casos, muy habituales en la consulta, es importante abordar la alimentación global de la familia, puesto que el niño no tenía capacidad para comprar los alimentos ni cocinarlos, motivo por el cual trabajamos con la madre y el padre conjuntamente en la sesión. Lo primero que tratamos fue la toma de conciencia por parte de los padres, con información más técnica sobre la composición de los alimentos. Al mismo tiempo, explicamos por qué a los niños habituados a los alimentos procesados y ultraprocesados les cuesta más introducir otros alimentos no tan procesados. Una de las razones es que las papilas gustativas situadas en la cavidad bucal se acostumbran al potente sabor del azúcar y las grasas, gracias entre otras cosas a los potenciadores del sabor, como el glutamato monosódico, que llevan la mayoría de este tipo de productos. Esto hace que el paladar del niño esté adaptado a sabores muy potentes, que los alimentos no tan procesados no tienen, como es lógico. Una vez explicado esto, informamos a los padres de dónde se encuentran estos componentes.

Se propusieron, con nuestra ayuda, el objetivo de poner cada día en el desayuno y en la cena, puesto que el niño comía en el colegio, alimentos no procesados. Elaboramos una lista de alternativas para que el niño escogiera una entre dos o tres para el desayuno y la cena, que, junto a una buena dosis de paciencia, les serviría para acostumbrar el paladar del niño a los nuevos sabores.

Una vez establecido el objetivo trabajamos con la herramienta de las escalas (que te explicamos en el último capítulo de este libro) para que los padres valorasen la importancia que le daban al objetivo y la confianza que tenían en poder alcanzarlo. La puntuación obtenida, en ambos casos fue un 8 sobre 10. Lo cual indicaba un buen punto de partida y una buena motivación. La herramienta escala, está recogida como herramienta muy útil en varias publicaciones, entre ellas la titulada «What Strategies do Registered Dietitian Nutritionists Use to Assess a Patient's/Client's Weight Loss Readiness?», de la Academia de Nutrición y Dietética Americana, y en una revisión bibliográfica nuestra del año 2015 con el título «Cómo incrementar la motivación del paciente a través del coaching nutricional». También puedes encontrar más estrategias para aumentar la motivación en el libro *Coaching nutricional. Haz que tu dieta funcione*, distribuido tanto en España como en América Latina.

El trabajo fue realmente efectivo con estos padres. Muchas personas no entienden por qué sus hijos desean tanto estos alimentos ni por qué rechazan incorporar otros más saludables hasta que se les facilita información técnica y se trabaja con ellos la disposición al cambio para conseguir su implicación.

Después del trabajo con los padres, abordamos conjuntamente con el niño las diferentes opciones propuestas para el desayuno y la cena, preguntándole su opinión, despertando su interés y dándole la oportunidad de participar en la elección de los alimentos según la lista acordada con los padres y su preparación, lo cual ayudó a todo el mundo a avanzar hacia un objetivo común. De momento se descartó intervenir en otras ingestas diarias, como la de media tarde y la de media mañana, para no agobiar al niño ni a los padres con cambios que no se veían capaces de asumir. Una vez pactados estos puntos, retomamos la herramienta escala para valorar, en esta ocasión, el binomio esfuerzo y satisfacción. Cada miembro de la familia lo evaluó, y la puntuación media del esfuerzo fue un 4 y la de la satisfacción, un 9, lo cual es una excelente forma de iniciar un cambio de hábitos, en este caso para reducir el consumo de productos procesados e incorporar en el desayuno y la cena alimentos sin procesado industrial.

Como se ha comentado en anteriores capítulos, el papel tanto de la madre como del padre es determinante en el cambio de alimentación del niño, así que el trabajo conjunto se convierte en imprescindible para conseguir resultados duraderos para toda la familia, que es de lo que se trata.

¿CÓMO INCORPORAR LA FRUTA Y LAS VERDURAS?

Esta es una pregunta muy habitual que nos hacen tanto los padres y las madres que acuden a nuestra consulta como nuestros amigos y familiares, muchos de ellos desesperados por conseguir que sus hijos coman más fruta y verdura. A veces, al ver que otros niños sí lo hacen, a los padres nos entra una especie de sentimiento de frustración que nos hace buscar soluciones para que nuestros hijos acepten la dichosa fruta y verdura.

Una de las primeras cosas que debemos saber es qué cantidad de fruta y verdura es la aconsejable que tomen por ración nuestros hijos. Esto nos ayudará a proponernos objetivos más realistas y llegar a las cinco raciones de fruta y verdura al día adaptadas a la edad de cada niño.

Según recoge la publicación *La alimentación saludable en la etapa escolar*, editada por la Generalitat de Catalunya, las cantidades por ración recomendadas son las siguientes:

EDADES	3 A 6 AÑOS	7 A 12 AÑOS	13 A 15 AÑOS
FRUTAS	80-100 g	150-200 g	
VERDURAS PLATO	120-150 g		200-250 g
VERDURAS GUARNICIÓN	60-75 g		120-150 g

Los de la tabla son datos aproximados, pero como padres necesitamos hacernos una idea de a qué corresponde cada uno de ellos. A continuación te presentamos las equivalencias:

80-100 g de fruta fresca pesada limpia equivalen aproximadamente a:
• 2 albaricoques medianos
• ½ rodaja de melón o sandía
• ½ naranja

- 1 pera pequeña
- 1 plátano
- 8-10 uvas
- ½ manzana grande

120-150 g de verdura pesada limpia equivalen a:
- 1 plato llano de 25 cm de diámetro de verduras de hoja (espinacas, lechuga, rúcula...)
- 4 alcachofas en crudo
- 1 plato llano de calabaza cocida
- 1 plato llano de judía verde cocida
- ½ pimiento, ½ berenjena, ½ calabacín
- 1 zanahoria grande

Medir las raciones adecuadas puede ser divertido si aprovechas para convertir la experiencia en un juego. Deja que tus hijos investiguen con los pesos de los alimentos. Les resultará muy entretenido, a la vez que os servirá a todos para aprender. Entrarán en el juego con toda seguridad porque estás apelando a una de las cosas que más moviliza a la infancia: la curiosidad.

Beatriz, madre de un niño de 6 años, nos explicó cómo fue su experiencia en un taller de pesajes que improvisó un día en su cocina usando su balanza para alimentos:

> Empecé preguntándole a mi hijo si sabía qué pesaba más, un plátano o una manzana.
> —No sé —respondió.
> —Bueno, ¿cuánto dices tú?
> —No sé. ¿10?
> —Yo digo 100 gramos. Vamos a ver... Un plátano pesa... ¡150 gramos!
> —¡Hala, mamá, casi aciertas!
> —Y ahora vamos a ver cuánto pesa una manzana. ¿Cuánto crees que pesará, más o menos?
> —Mmm... Creo que más.

—A ver... Pesa 250 gramos.

—¡Anda! Sí, pesa más.

—Miremos ahora lo que pesa esta rebanada de pan. ¿Tú cuánto crees?

—Yo creo que pesa poco.

—Sí, a mí también me parece que pesa poco. Veamos... ¡Mira! Pesa 25 gramos. Yo pensaba que pesaría menos. Qué sorpresa. ¿Qué más te gustaría pesar?

—El vaso donde pongo la leche.

—Pues venga... Y ahora ponle leche dentro... Fíjate, ahora pesa... Y vamos a ver cuánto azúcar hay en una cucharada de esas pequeñas. Pues hay 5 gramos. ¿Qué más quieres pesar?

—¡Ahora quiero saber cuánto pesa mi mano!

—¿Tu mano? Venga, vamos a pesarla...

Puedes jugar como Bea y su hijo Pablo hasta que os canséis. Con esta actividad aprendemos todos, puesto que a veces no tenemos idea de qué cantidad de comida contienen las raciones que nos servimos.

Una vez ya sabemos cuáles son las cantidades aconsejadas, la cuestión es: ¿de qué forma podemos conseguir que el niño se las coma?

Cuando nos hacemos esta pregunta, todo el mundo parece tener la solución: unos te dicen una cosa, otros te dicen otra. Pese a la indudable buena intención, la mayoría de las veces dichas soluciones no nos sirven, lo que nos provoca entre otras cosas mayor frustración. Debes saber que se ha investigado mucho sobre ello. Se han analizado diferentes estrategias, muchas de ellas te serán familiares, ya que las habrás puesto en práctica a menudo.

Por ejemplo:

- Prueba solo un trozo, venga.
- Mira cómo se lo come papá o mamá, mmm, qué bueno.
- Cómetelo o no hay postre.

- Venga, comételo, que te harás muy grande.
- Si no comes no crecerás.
- Si no comes te pondrás malito.
- Come esto, que es muy bueno para tu salud.
- Comételo y te pondrás tan fuerte como mamá o papá.
- Si te lo comes todo podrás ir a jugar.

Pues bien, siento decirte, querido lector, que la investigación ha determinado que ninguna de ellas es muy eficaz para conseguir que nuestros hijos coman más fruta y verdura. Es más, obligar de algún modo a que un niño se coma algo que no está dispuesto a comerse aumenta enormemente un tipo de aversión denominado neofobia alimentaria, que es más frecuente en edades tempranas y que va disminuyendo con la edad. Además, forzar a comer al niño también puede alterar sus mecanismos fisiológicos de hambre y saciedad.

Por tanto, necesitas saber que ofrecer una buena cantidad de alimentos y preparaciones saludables, estar atento al apetito del niño, no coaccionarlo, destinar tiempo a las comidas, permitir que los niños repitan si lo desean de verduras y frutas frescas, generar un ambiente de armonía y diálogo entorno a la comida, practicar con el ejemplo diario, ser cariñosos aunque no coman todo lo que nosotros deseamos y adquirir nuevas estrategias basadas en el coaching nutricional, como te estamos mostrando en este libro, te ayudará a lograr que los niños aumenten el consumo de frutas y verduras.

RECETAS SABROSAS Y PRESENTACIONES APETITOSAS Y ATRACTIVAS

Puesto que, tal como has visto en el capítulo 3, una de las barreras con que se topan los niños a la hora de comer saludablemente es el gusto de los alimentos, conviene ofrecerles platos atractivos y sobre todo sabrosos, y conocer el modo de «disimular» el sabor amargo de algunas verduras para que sean mejor toleradas.

Insistimos en la necesidad de no forzar. La aversión al gusto amargo, como se ha comentado, tiene una justificación fisiológica. A partir de ahora daremos algunos consejos que esperamos que te ayuden en este nuevo reto que se te plantea.

El amargo se puede disimular a través de dos vías, aunque la sensibilidad al mismo depende de cada persona.

La primera vía consiste en la acción de las sales de sodio (sal común, por ejemplo). ¿Quiere decir esto que debemos añadir un ingrediente como la sal a todas las preparaciones? Pues no, pero sí podemos incorporar algunos alimentos que contengan más sodio de forma natural, y que a su vez también son ricos en potasio, como es el caso de los siguientes:

- Mariscos, como los langostinos y el pulpo
- Pescados, como las sardinas, el lenguado y la merluza
- Derivados lácteos, como el queso y el requesón
- Carnes, como la ternera
- Verduras como las de hoja verde, por ejemplo, espinacas y acelgas
- Zanahoria, alcachofa, remolacha

La segunda es usar los azúcares, que también ayudan a contrarrestar el sabor amargo de algunos alimentos. Al igual que con el sodio, se han de escoger aquellos alimentos que los contengan de forma natural, que son, por ejemplo:

- Leche
- Tubérculos, como la patata y el boniato
- Zanahoria, cebolla, calabaza
- Arroz, pasta, maíz
- Castañas, fruta seca
- Frutas en general

Se trata de mezclar los alimentos que producen rechazo por su sabor amargo con alguno de los anteriores que contengan sodio o azúcares para que al niño le cueste menos tolerarlos.

FORMAS DE COCINAR LAS VERDURAS

Existen multitud de preparaciones posibles para las verduras, se trata de experimentar y descubrir cuáles son las que más gustan a nuestros pequeños, tal como te invitamos a hacer con la herramienta Salir de la Zona de Confort Alimentaria.

Las verduras se pueden cocinar:

- Cocidas o en olla a presión
- Hervidas
- Al vapor
- Salteadas
- Rehogadas
- Estofadas o guisadas
- Escaldadas o blanqueadas
- Crudas en ensalada
- Al wok
- Asadas
- A la plancha
- Al horno
- En el microondas
- Fritas y bien escurridas después con papel absorbente

ALGUNAS IDEAS

A continuación te damos algunas ideas para que vayas probando, con la colaboración de tus hijos, nuevas forma de cocinar y presentar los alimentos.

Estas recetas se preparan con utensilios de la marca Lékué que conocimos en un taller en un congreso celebrado en Reus para dietistas nutricionistas. Te recomendamos que visites su página web, https://www.lekue.com/es/, fuente de inspiración para tu cocina. También puedes encontrar en el mercado otras opciones similares para cocinar de manera saludable.

RECETA 1: Huevo con brócoli y daditos de salmón ahumado

TIEMPO ESTIMADO: 7 minutos
INGREDIENTES (PARA UNA PERSONA)

- 1 huevo
- 60 g de brócoli en pequeñas ramas
- 40 g dados de salmón ahumado
- 1 cucharada de crema de leche
- 1 ramita de eneldo
- 2 cucharadas de aceite de oliva
- Sal y pimienta

ELABORACIÓN
Escaldar las ramitas de brócoli en agua hirviendo con sal durante 3 minutos. Escurrirlas.
Cascar el huevo e introducirlo en el Ovo. Añadir el salmón, el brócoli, una pizca de sal y de pimienta y la crema agria. Tapar y cocinar durante 7 minutos al baño María (30 segundos al microondas a 800 W).
Desmoldar el huevo en el plato y condimentarlo con unas gotas de aceite de oliva y unas ramitas de eneldo fresco. Acompañarlo con un poco de pan de barra.

RECETA 2: Tortilla de espinacas y champiñones

TIEMPO ESTIMADO: 4-5 minutos
INGREDIENTES (PARA UNA PERSONA)

- 50 g de espinacas
- 50 g de champiñones
- 30 g de cebolla
- 1 cucharada de agua
- 1 cucharada de aceite
- Sal
- 2 cucharadas de leche
- 2 huevos

ELABORACIÓN

Cortar los champiñones en láminas y picar la cebolla. Ponerlo todo dentro de la Omelette junto con las espinacas, el aceite, el agua y la sal. Cerrar la Omelette y ponerla durante 2 minutos en el microondas a 800 W.

En un bol, batir los huevos con la leche y una pizca de sal. Verter la mezcla dentro de la Omelette y removerla con el resto de los ingredientes. Cocerlo todo durante 2 minutos, darle la vuelta a la Omelette y seguir la cocción 30 segundos más.

RECETA 3: Pizza de champiñones

TIEMPO ESTIMADO: 3 minutos.
INGREDIENTES (PARA UNA PERSONA)

- 125 g de champiñones
- 50 g de salsa de tomate
- Mozzarella rallada
- Orégano
- Sal y pimienta

ELABORACIÓN

Pelar los champiñones y cortarles el pie, colocarlos boca arriba encima de la rejilla y rellenarlos con la salsa de tomate. Echar un poco de mozzarella por encima y sazonarlos con sal, pimienta y orégano. Cocerlos en el microondas durante 3 minutos a la máxima potencia.

Es importante dejar reposar los alimentos durante un minuto o dos después de cocinarlos en el microondas.

Estos son solo algunos ejemplos de la infinidad de opciones de las que disponemos hoy en día para hacer más fácil la preparación de los platos.

Otros platos que te ayudarán a ir aumentando la cantidad de verduras que toman los niños son los siguientes:

- Pizzas caseras: podrás ir incorporando ingredientes como la cebolla, el calabacín, la berenjena, el pimiento rojo y verde...
- Canelones: en el relleno podrás añadir todo tipo de verduras mezcladas con carne o pescado, lo cual mejorará la tolerancia a las verduras.
- Sofritos: son el medio excelente para introducir verduras trituradas. Son ideales para acompañar carnes, pescados, pasta y arroces. Sin abusar en exceso de los fritos (no se recomienda tomarlos más de una o dos veces por semana), se aconseja hacerlo con aceite de oliva y no condimentarlos con demasiada sal.

¿Y LAS FRUTAS?

En el caso de la fruta, el trabajo es más sencillo, puesto que el sabor dulce de la fruta genera mejor aceptación. Va bien tener siempre un buen surtido de fruta de diferentes colores, sabores y texturas, y presentarla de manera que sea fácil comérsela (cortada y en recipientes, por ejemplo). Decorar platos con fruta ayudará sin duda mejorar la aceptación y a aumentar el consumo.

Algunas maneras de presentar las frutas:

- Troceada en formas originales
- En forma de compota para untar en tostadas
- Cuando hace calor, congelada, para tomarla en forma de helado
- En gelatinas de frutas
- En brochetas de frutas

Todas estas sugerencias tienen un objetivo común, y es hacer atractiva la comida para el niño y vincularla con algo divertido.

Comer bien es divertido.

A continuación te mostramos una herramienta que te puede inspirar en el momento de decidir tus propias estrategias para lograr que comer bien o sano sea divertido:

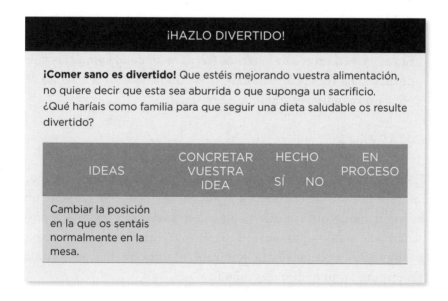

¡HAZLO DIVERTIDO!

¡Comer sano es divertido! Que estéis mejorando vuestra alimentación, no quiere decir que esta sea aburrida o que suponga un sacrificio. ¿Qué haríais como familia para que seguir una dieta saludable os resulte divertido?

IDEAS	CONCRETAR VUESTRA IDEA	HECHO SÍ	NO	EN PROCESO
Cambiar la posición en la que os sentáis normalmente en la mesa.				

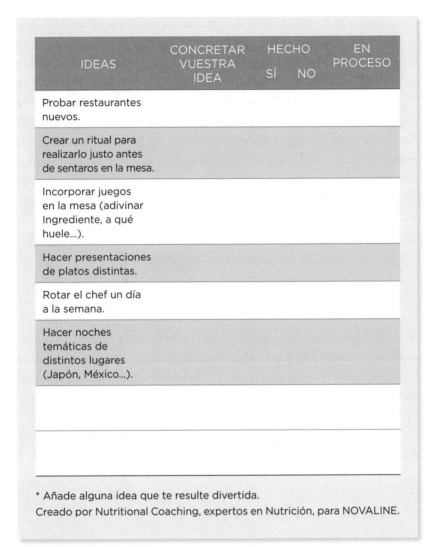

IDEAS	CONCRETAR VUESTRA IDEA	HECHO SÍ	HECHO NO	EN PROCESO
Probar restaurantes nuevos.				
Crear un ritual para realizarlo justo antes de sentaros en la mesa.				
Incorporar juegos en la mesa (adivinar Ingrediente, a qué huele...).				
Hacer presentaciones de platos distintas.				
Rotar el chef un día a la semana.				
Hacer noches temáticas de distintos lugares (Japón, México...).				

* Añade alguna idea que te resulte divertida.

Creado por Nutritional Coaching, expertos en Nutrición, para NOVALINE.

Como has visto en este capítulo, pasar del qué al cómo comer requiere mucha imaginación y creatividad, y plantear el asunto como algo de lo que disfrutar. Nuestros hijos están viviendo el nacimiento de la generación de los masterchefs. Despierta al pequeño chef que todos lleváis dentro e innovad apostando por la cocina saludable y sabrosa.

La premisa de «hazlo divertido con tus hijos» permite muchas variantes. Por ejemplo, Jaci, madre de tres hijos, se inventó un sistema para planificar el menú semanal. A cada día de la semana le pusieron un nombre diferente en función del alimento principal del menú, que iba variando pero siempre se presentaba con un acompañamiento de verdura. Así, a los lunes los llamaron «lunes sin carne», siguiendo la campaña internacional denominada Meatless Monday. A los martes, los «martes tortilla», te puedes imaginar por qué. Los miércoles fueron los «miércoles aguados», porque era la noche que comían pescado. Los «jueves ahorrativos» comían las sobras que había en la nevera: la abrían y se inventaban alguna receta con lo que hubiera. El viernes era el «viernes divertido», y los niños podían pedir lo que quisieran para cenar. El «sábado gamba» acostumbraban a comer algo de marisco. Y el «domingo especial» comían con algún familiar o amigo, o iban a comer fuera o hacían, como dice el nombre, algo especial.

Puedes diseñar tu propio menú, primero invitando a tus hijos a que se inventen un nombre para cada día de la semana, relacionado con lo que toca comer. De esa manera los niños ya sabrán que si hoy es martes tortilla van a comer tortilla, y si es miércoles aguado, tendrán pescado.

¿QUÉ TE LLEVAS DE ESTE CAPÍTULO?

Este capítulo me ha inspirado para:

6

ESTRATEGIAS PARA DEFINIR UN PLAN DE ACCIÓN PARA PAPÁS, MAMÁS E HIJOS

Solo tú puedes decidir qué hacer
con el tiempo que se te ha dado.

J. R. R. Tolkien

Hemos llegado al último capítulo de este libro, y nos encantaría que a raíz de la lectura se hubiera despertado en ti la motivación para realizar algún cambio en tu vida y en la de tus hijos que mejore vuestra alimentación.

La motivación no es algo que pueda activarse desde fuera por control remoto. No tenemos la capacidad de hacer que te sientas motivado para cambiar, y tampoco la tienes tú con tus hijos. En cambio, sí podemos ayudarte a crear las condiciones para que la motivación se active, y tú también puedes hacerlo con tus pequeños. La motivación es un proceso interno que se despierta, o no, en función de varios factores, entre ellos, la importancia que tiene el objetivo que te has propuesto y la confianza que tienes en que lo alcanzarás.

Que tus hijos opten voluntariamente por comer más fruta, más verdura y menos azúcar es algo que solo rara vez ocurre. Serás tú el que favorezca que esto pase, poniendo las condiciones para ello. Serás tú el que tome la iniciativa y asuma su parte de responsabilidad, enseñando, contagiando tu entusiasmo y despertando así la propia motivación del niño para que se comprometa con estos cambios. El mensaje es claro: sé tú el cambio que quieres ver en tus hijos. Con todo el respeto que la figura de Gandhi nos infunde, nos inspiramos en el

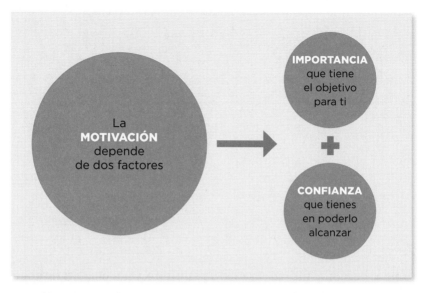

Fuente: Giménez, J., Fleta, Y., Meya, A., «Cómo incrementar la motivación del paciente a través del coaching nutricional», Tercer Congreso FESNAD, Sevilla, 2015.

famoso lema que se le atribuye: «Sé tú el cambio que quieres ver en el mundo».

Cambiar significa asumir la responsabilidad. Ser consciente de que nada ni nadie va a poder hacer las cosas por ti. También es estar de acuerdo, y aceptar pagar el precio que suponen las decisiones que tomas, y esto es una de las claves para conseguir que nuestros hijos mejoren sus hábitos de alimentación. No se trata de castigar ni tampoco de chantajear, ni mucho menos, sino de dejar a un lado el rol excesivamente protector o permisivo y empezar a definir los límites de la alimentación que deseas que predomine en casa, estableciendo qué se come con mayor y menor frecuencia, y de la calidad del tiempo que pasáis alrededor de la mesa.

Este proceso de transformación no lo has iniciado solo por ti. Lo has hecho por tus hijos, y ellos, los niños, también están preparados para asumir ciertas responsabilidades. Según la edad que tenga tu hijo podrá comprometerse con más o menos acciones. Por ejemplo, la Academia Americana de Pediatría y la publicación *Consejos para comedores escolares* elaborada por la Generalitat de Catalunya describen algunas de las responsabilidades a la hora de comer que pueden asumir los adultos y los niños. Te las explicamos a continuación.

RESPONSABILIDADES DE LOS ADULTOS

RESPONSABILIDAD: Escoger los alimentos que están al alcance del niño, tanto en casa como en la escuela, decidir cuáles se sirven en las comidas y cómo se presentan, así como los momentos de la comida.

La responsabilidad de los padres es ofrecer alimentos saludables para que el niño pueda escoger. Asimismo, como comentamos en el capítulo 1, lo que comen los niños en la escuela es responsabilidad nuestra, no solo de la escuela. Una niña nos dijo en una sesión que un compañero suyo llevaba al colegio para desayunar trozos de pizza, hamburguesas de *fast food* o salchichas tipo frankfurt que habían sobrado en casa el día anterior. Entendemos que en las casas el ritmo por las mañanas es frenético, sin embargo, el tiempo que dedicas a la preparación de los desayunos y las meriendas de tus hijos es algo muy valioso. La calidad, la variedad y la atención en las presentaciones son básicas para que el niño encuentre apetitosos los alimentos saludables. Algo tan sencillo como dibujar una sonrisa o un corazón en el plato o en el envoltorio del bocadillo puede ayudar. Si quieres ideas, puedes visitar el perfil de David Leferriere en Flickr, https://www.flickr.com/photos/dlaferriere/. Este diseñador gráfico e ilustrador ha estado decorando con dibujos los envoltorios de las meriendas de sus dos hijos cada día a lo largo de seis años. De este modo se ha ganado el título del padre más guay del mundo, según recogen algunos diarios, a propósito de una exposición de sus ilustraciones que realizó en Madrid en el año 2014.

No hace falta ser un profesional del dibujo ni diseñador gráfico para convertir el simple envoltorio del bocadillo en un personaje divertido. Fíjate en el que hemos pintado nosotros.

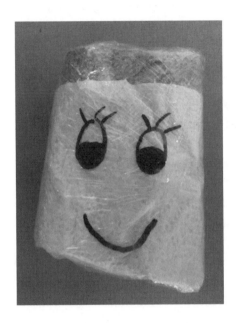

RESPONSABILIDAD: Ofrecer una ración de alimento adaptada a la edad y a la sensación de hambre y saciedad expresada por el niño.

Como padres, en muchas ocasiones no tenemos en cuenta el apetito de los niños. Este, como explica en sus múltiples charlas Julio Basulto, experto en alimentación infantil y autor del libro sobre alimentación infantil *Se me hace bola*, además de un gran tipo, es errático e impredecible. Por tanto, habrá días que el niño coma más y otros que coma menos. Parece ser que el apetito está relacionado con el crecimiento: en las fases de mayor crecimiento, el niño necesita mayor aporte de energía, y esto puede aumentar el apetito; en las fases de menor crecimiento es posible que el apetito disminuya. Por tanto, conviene ofrecer raciones razonables y no excesivas, y dejar que sea el niño el que diga cuánto quiere comer y el que decida si le apetece repetir. Has de saber que según un estudio publicado en la revista *Journal of Obesity* en 2016, las regiones cerebrales implicadas en la inhibición y regulación del apetito se activan en respuesta al tamaño de la porción y con el alto contenido en calorías. Esto explicaría por qué algunos niños comen en exceso cuando se les ofrecen raciones de gran tamaño de alimentos muy sabrosos, normalmente ricos en calorías.

RESPONSABILIDAD: Promover un buen ambiente a la hora de comer, en familia o en compañía de adultos, ofreciendo un modelo que asegure la adquisición de hábitos saludables.

La actitud de los miembros de la familia es básica. Comer es un acto social que ayuda a establecer vínculos entre los miembros de la familia. Hoy en día, comer juntos es un regalo y un momento que podemos aprovechar para hablar, comentar cómo ha ido el día o simplemente estar presentes, y que los niños agradecen enormemente. Un ambiente tranquilo, relajado y alejado de la tecnología será muy beneficioso, sin duda.

Comer juntos en familia también ayuda a ejercer el rol como modelo de una alimentación saludable, que tiene un gran efecto mimético en los niños, como se comentó en el capítulo 1 cuando hablamos sobre el determinismo recíproco.

Podemos influir positivamente en nuestros hijos y el momento de la comida nos da la oportunidad de hacerlo. Además nosotros siempre decimos que comer en compañía socializa y comer solo animaliza. Cuando comemos solos, a menudo descuidamos la rotación de los alimentos, no prestamos atención a las presentaciones, hacemos otras cosas mientras comemos, como estar pendientes del teléfono o ver la televisión; en fin, un comportamiento poco sociable.

RESPONSABILIDADES DE LOS NIÑOS

RESPONSABILIDAD: Participar, en la medida en que sea posible, en la selección de los alimentos saludables que se ofrecen en la comida o que formarán parte de los menús que el niño comerá.

Volvemos al tema de los padres sobreprotectores. A menudo pensamos —nosotros también, a veces— que los niños no pueden entrar en la cocina ni manipular alimentos. Esto un error, ya que, evidentemente con las precauciones adecuadas, sí pueden hacerlo. Los niños que muestran interés y se implican en la selección de los alimentos, bien en el momento de la compra (hay que enseñarles a moverse por mercados y centros comerciales), bien en la cocina, tienen hábitos alimentarios más adecuados. En el capítulo 3 te mostramos la herramienta del Detective en el Supermercado, útil para que los niños se diviertan investigando en las etiquetas nutricionales a través del juego. La información que descubren los anima a probar alimentos nuevos y a realizar elecciones más saludables, a la vez que con el juego consigues una conexión familiar mucho mayor. También puedes pedir su opinión con preguntas abiertas del tipo «¿Tú qué sabes de esto?», «¿Qué opinas de tal cosa?», para que ellos asuman ciertas responsabilidades. Esto creará un ambiente excelente y propicio para empezar a experimentar nuevos alimentos, platos y cocciones.

RESPONSABILIDAD: Comer la cantidad de alimento adaptada a su sensación de hambre y saciedad.

Hemos comentado que los padres han de conocer el apetito de sus hijos, y del mismo modo, es importante que los niños aprendan a identificar sus señales de hambre y saciedad. El apetito, como hemos visto, es variable, por tanto contar con algunas estrategias nos puede ayudar a no ir perdidos respecto a este tema. Por ejemplo, no estar distraído mientras come ayudará al niño a ser más consciente. Preguntar, cuando tiene hambre, dónde siente el hambre o qué alimentos prefiere (más dulces, ricos en grasas...) es un modo de detectar si el hambre es fisiológica o de tipo emocional. Si crees que la conducta de tu hijo está descontrolada y no puedes manejar la situación, deberías valorarla con un psicólogo, que es el profesional que te podrá ayudar.

RESPONSABILIDAD: Contribuir a generar un ambiente armonioso, tranquilo y relajado.

El niño, además de participar en la selección o preparación de los alimentos o platos, también contribuye haciéndose responsable de su comportamiento en la mesa a la hora de comer. Veremos más adelante la importancia que tiene el hecho de comer en familia, y nosotros, como padres y adultos, hemos de darle ejemplo al niño, para que contribuya de forma voluntaria a generar ese ambiente tan necesario para adquirir unos hábitos alimentarios saludables.

Ahora que ya tienes claro qué te compete a ti y qué a tus hijos, puedes empezar a pensar en qué vas a cambiar, teniendo en cuenta que este proyecto no es una carrera de velocidad. Se asemeja más a una media maratón o una maratón, si ya eres un *runner* experimentado; incluso, por su complejidad, tiene que ver con una de esas carreras de *trail running* que duran varias horas y en las que el participante ha de ir midiendo y dosificando su energía. Así, tú tendrás que hacer lo mismo. No intentes empezar con muchos objetivos a la vez. No gastes todas tus energías en los primeros kilómetros, las necesitarás más adelante. Si has participado alguna vez en una de estas carreras, quizá has vivido el momento en que experimentas un bajón, la sensación de que no vas a ser capaz de continuar, pero hidratándote e ingiriendo hidratos de carbono te mantienes ahí, siguiendo el camino, y con tu objetivo en la mente. Al cabo de unos minutos, tu cuerpo ha atravesado ese umbral y ha recuperado parte de la energía, como por arte de magia, aunque sea fisiología pura.

Pues bien, lograr el objetivo de mejorar la alimentación de tus hijos va a ser como una de esas carreras. Requerirá de tu energía a largo plazo. Así como la flexibilidad hace firme a la caña de bambú, tu cintura y capacidad de adaptación para lidiar en según qué situaciones, junto a una fuerte convicción, te darán la resistencia necesaria.

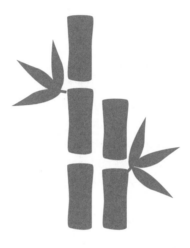

Recuerda que antes de iniciar cualquier acción o de ponerte a trazar un plan es importante que conectes con tu motivación.

En primer lugar, debes tener claros tus **«para qué»**.

¿PARA QUÉ QUIERO MEJORAR LA ALIMENTACIÓN DE MIS HIJOS?

Fíjate en que te preguntamos para qué, no por qué. Esto se relaciona directamente con la importancia que le otorgas al objetivo y te conecta con tus propósitos. Te vendrá bien repasar las reflexiones que hiciste con la herramienta de La Balanza y ser consciente de los beneficios que te reportará mejorar tu alimentación.

También te será útil recordar cuáles de tus valores te ayuda a ser coherente con el hecho de trabajar para mejorar la alimentación de tus hijos. ¿Qué valores estás honrando cuando te ocupas de que tus hijos se alimenten de forma saludable?

Quizá creas que algo tan espiritual como los valores no se puede ver representado en algo tan mundano como el comer. Sin embargo, los valores están presentes en todas las áreas de nuestra vida, aunque no seamos conscientes de ello. Como muestra, te contamos la siguiente historia.

En una conversación, Sara, una madre separada con una niña de 9 años, nos explicó que una técnica que aplica con convicción es pedirle siempre a su hija que se coma parte del plato, aunque sea algo que no le gusta mucho o algo desconocido que prefiera no probar. Sara siempre le dice a su hija que si no quiere comérselo todo, coma solo un poco, pero que lo pruebe. Incluso me contó que ella odia el arroz, cosa que a nosotros nos parece increíble porque nos encanta, pero de vez en cuando lo cocina porque entiende que su hija sí debe comerlo y además le gusta. Pues cuando lo hace se sirve un poco y le muestra a su hija que, aunque no le gusta, se lo come.

Cuando le pregunté por qué lo hacía, ya que habiendo otros cereales tampoco era necesario que ella comiera, me respondió que piensa que en la vida hay que arriesgarse y probarlo todo, que solo así se podía disfrutar plenamente de la vida. Los valores de Sara, el riesgo, la valentía, la curiosidad, el gusto por probar cosas nuevas, se habían trasladado al plato de comida sin saberlo.

➡ *¿Cuáles de tus valores están presentes cuando comes?*

Diversión, compromiso, trabajo, belleza, inteligencia, libertad, familia, competitividad, excelencia, aventura, salud, seguridad, justicia, generosidad, humildad, sofisticación, curiosidad, responsabilidad...

Muy relacionadas con tus valores, están tus creencias. También es necesario que identifiques cuáles son las que tienes acerca de la alimentación.

➡ *¿Cuál es el paradigma en el que estás instalado?*

➡ *¿Cuál es la manera que tienes de interpretar la alimentación saludable?*

➡ *¿Te aproximas a ello como algo que eliges o como algo a lo que te sientes obligado?*

➡ *¿Lo haces como algo preventivo o para solucionar un problema ya urgente?*

Vuelve a hacer el ejercicio **Mi historia con la comida** y refresca las reflexiones que te suscitó acerca de las creencias de tu familia o de otras personas de tu entorno. Identifícalas y valora si te están incentivando o dificultando este cambio.

¿Qué pensamientos o asociaciones positivas vas a potenciar a partir de ahora al respecto de la comida y tus hijos? Escríbelas aquí:

ASOCIACIONES POSITIVAS CON LA ALIMENTACIÓN SALUDABLE

Por ejemplo:
> Cuando les doy comida sana a mis hijos les estoy demostrando mi amor.
> Comer sano es divertido y sabroso.
> Cada día lo iremos haciendo un poco mejor.
> Mantenerme firme en mi plan de alimentación me acerca a la persona que quiero ser.
> Familia sana, familia feliz.

PRIORIZA ALGUNA DE LAS ÁREAS
QUE QUIERAS MEJORAR

No es necesario que cambies totalmente tu forma de comer, la de tus hijos y la de tu familia. Empieza paso a paso. Plantéate, por ejemplo, un objetivo cada semana o cada quince días. Igual que hacen los profesionales en las intervenciones dirigidas a mejorar el estilo de vida de los pequeños, te sugerimos que comiences examinando tus hábitos y los de tus hijos, de un modo general. ¿Es vuestro hogar un entorno saludable o no?

En un estudio llamado Healthy Homes/Healthy Kids dirigido a prevenir la obesidad de los niños de entre 5 y 10 años, realizado con 402 díadas (parejas formadas por uno de los progenitores y el hijo), se combinaba la atención pediátrica con el apoyo y seguimiento de un coach. En la primera sesión, el coach conversó con las parejas para generar *rapport* y establecer una relación de confianza con la familia. Después revisaron juntos brevemente las áreas planteadas como objetivo general —la alimentación, la actividad física y el sedentarismo—, y reflexionaron acerca de dónde estaba en ese momento la familia y dónde les gustaría llegar en cada área, definiendo retos específicos que abordar.

Piensa si tú te has hecho ya la siguiente pregunta a lo largo de la lectura de este libro: ¿dónde estáis y dónde te gustaría llegar en cada área? Una posible respuesta sería: «Ahora pasamos los fines de semana en casa con los niños viendo la televisión o jugando con pantallas muchas horas, y me gustaría tener una vida más activa, salir con las bicicletas o a hacer excursiones».

➡ *¿Qué vas a hacer de un modo diferente después de leer este libro?*

Lo que acostumbran a hacer los profesionales que diseñan programas de intervención dirigidos a mejorar los hábitos de alimentación de los niños es examinar qué hábitos de estilo de vida es más necesario cambiar y luego generar una lista de los objetivos que se pueden incluir en la intervención. Por ejemplo, en una intervención llamada PAC© (Parents as Agents of Change, «padres como agentes de cambio»), publicada en 2017, se establecieron en consenso con las familias seis objetivos de cambio, tres relacionados con la dieta y tres con la actividad física, para escoger alguno e ir trabajándolo.

Cuando llevamos a cabo los procesos de coaching nutricional ponemos la mirada no solo en lo que la persona come, sino también en el contexto en que se desarrolla esa conducta alimentaria, el estilo de vida de la persona, sus creencias, sus emociones, su entorno... Es importante tener una perspectiva amplia ya que, en ocasiones, la transformación en la alimentación de tu hijo se da gracias a cambios que surgen en otras áreas de la vida, como la actividad física o la gestión emocional.

En lo que respecta a la actividad física, vamos a prestarle una atención especial en este capítulo, en el que nos proponemos ayudarte a definir un plan de acción. Cuando pensamos en las estrategias para conseguir que nuestros pequeños adopten un estilo de vida saludable, la actividad física es tan importante como la mejora de su alimentación. Según datos de 2009, las intervenciones conductuales dirigidas a modificar el estilo de vida centradas en el entorno familiar, que engloba la práctica de actividad física, pueden producir innumerables beneficios en los pequeños, a nivel físico y mental. En ocasiones nos centramos de manera específica en la mejora de los hábitos alimentarios, y esta es una buena opción; sin embargo, lo es aún más si va acompañada de una reducción del sedentarismo mediante el aumento de la actividad física y el planteamiento de actividades de ocio saludable en familia.

En palabras de Nuviala, Ruiz y García (2003), «la familia posee una influencia positiva en la configuración de hábitos como son los deportivos, especialmente en las primeras edades». Los padres y las madres deben ser conscientes del importante papel que desempeñan y no deben limitarse a animarles y facilitar la práctica, sino que además deben interesarse por la forma en la que practican y se organizan.

Como se ha comentado en el primer capítulo, los datos acerca del sedentarismo en la población española no son los mejores, favorecido este fenómeno por el conocido «entorno obesogénico». Como padre o madre, has de saber que, según investigaciones del año 2014 sobre la actividad física de los niños, este tipo de actividad empieza a descender desde que el niño entra en el colegio. Un dato relevante es que en la mayoría de los países, realizar poco ejercicio se está convirtiendo en la norma. No dejes que estas estadísticas se confirmen en tu caso. Sin caer en el exceso, ocúpate de que tus hijos y tú llevéis una vida activa. Si no sabes qué hacer, más abajo encontrarás algunas sugerencias, pero también puedes consultar con un profesional, por ejemplo, un licenciado en Ciencias de la Actividad Física y el Deporte, que te asesorará de forma correcta sobre qué tipo de actividades son las más aconsejables para cada caso.

La actividad física regular por parte de los más pequeños tiene infinidad de beneficios, como son:

> Mejorar los niveles de glucosa en sangre
> Aumentar la capacidad cardiorrespiratoria
> Aumentar la capacidad muscular
> Reducir la grasa corporal
> Mejorar la salud ósea
> Disminuir el riesgo de padecer múltiples problemas de salud
> Mejorar de forma clara la capacidad de aprendizaje en los niños
> Determinar el gasto energético (fundamental para el equilibrio calórico del niño)
> Generar un mejor estado de ánimo y bienestar en general

Por todos es conocida la sensación de bienestar mezclado con satisfacción después de una sesión de actividad física. Si además hacemos ejercicio en familia y podemos compartir esta sensación, la actividad física será un puntal de la felicidad y la salud de todos, sin lugar a dudas.

Igual que hicimos cuando te facilitamos la información necesaria para que sepas cómo aumentar el consumo de frutas y verduras basándote en raciones correctas y adecuadas para la edad del niño, ahora queremos darte las referencias precisas para que sepas qué entienden los organismos oficiales por hacer actividad física. Según la Organización Mundial de la Salud, consiste en realizar **60 minutos aproximadamente al día de una actividad física de intensidad moderada o elevada.**

ESTRATEGIAS PARA AUMENTAR LA ACTIVIDAD FÍSICA

Como recoge la Organización Mundial de la Salud, la actividad física, además del ejercicio, comprende también otras actividades que entrañan movimiento corporal y se realizan como parte de los momentos de juego, del trabajo, de formas de transporte activas, de las tareas domésticas y de actividades recreativas.

- Si el niño comienza a tener una actitud más activa, empieza por actividades moderadas de unos 30 minutos al día, como ir al parque o jugar a la pelota.
- Aumenta en 30 minutos la actividad física diaria para llegar progresivamente hasta los 60-90 minutos al día.
- Si el niño llega a los 90 minutos de actividad, fraccionar la sesión en 60 minutos de actividad moderada y 30 minutos de actividad más intensa. Para comprobar la intensidad podemos fijarnos en si el niño jadea al respirar. El jadeo indica que la intensidad es mayor.

- Las actividades pueden ser deportes colectivos, como el fútbol o el baloncesto, que podemos practicar con ellos, o deportes individuales, como correr o la natación. Es importante que el niño escoja el que le guste más o proponerle una mezcla de varias actividades semanales.
- Mantener un comportamiento activo con amigos, o personas de su entorno. Cuanto más se divierta el niño, más probable es que la actividad física sea más intensa y se mantenga en el tiempo. Ya comentamos en el capítulo 3 de este libro que el padre acostumbra a realizar un tipo de actividad más vigorosa con los hijos, aunque por supuesto esto también puede hacerlo la madre.
- Ir más a menudo caminando a la escuela, si es posible, o a visitar a los amigos.
- Sacar a las mascotas de paseo.
- Animar al resto de la familia a mantener una actitud más activa.
- Escuchar música y bailar.

Los niños aprenden más jugando que estudiando.

Francesco Tonucci

Ahora que te hemos hablado de la importancia que tiene la actividad física para tus hijos y para ti, volvemos, cómo no, a preguntarte qué mejoras quieres conseguir con relación al estilo de vida de tus hijos y de tu familia. Si no sabes por dónde empezar, te invitamos a que trabajes con una herramienta a la que hemos llamado **la Rueda Healthy Kids** y pienses en los cambios que te gustaría hacer y con los que puedes comprometerte para contribuir a que tu hijo coma mejor, se mueva más y tenga un mayor bienestar. La Rueda Healthy Kids recoge diez puntos sobre los que puedes empezar a trabajar para favorecer un estilo de vida saludable en tus hijos. Verás que la rueda, además de elementos relacionados estrictamente con la alimentación, también contempla otros que de manera indirecta pueden estar influyendo en la alimentación de los niños, como el uso de pantallas, la actividad física, el descanso correcto, el ocio y las emociones que sienten.

LA RUEDA HEALTHY KIDS

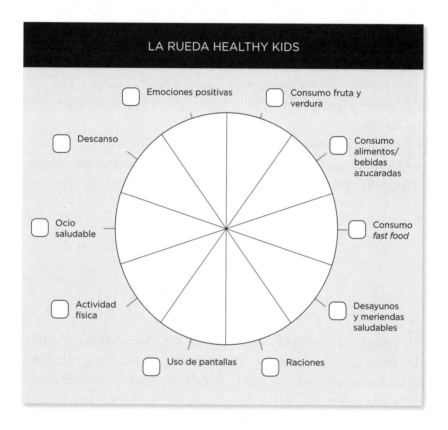

El funcionamiento de la Rueda Healthy Kids es exactamente igual que el de la Rueda de la Alimentación® que te presentamos en el libro *Coaching nutricional. Haz que tu dieta funcione.*

La metodología es la siguiente: se trata de que puntúes el área en cuestión en relación con la conducta de tu hijo, según una escala en la que el 0 significa que no estás satisfecho en lo que respecta a esa área o que no la tienes controlada, y el 10, que estás totalmente satisfecho o la tienes bien controlada.

ÁREA	PUNTUACIÓN (0-10)
Consumo de fruta y verdura	
Consumo de alimentos o bebidas azucaradas	
Consumo de *fast food*	
Desayunos y meriendas saludables	
Raciones	
Uso de pantallas	
Actividad física	
Ocio saludable	
Descanso	
Emociones positivas	

Las puntuaciones son subjetivas al cien por cien, dependen de tu criterio. Es decir, puede ser que en el área de «Consumo de fruta y verdura» tú te des un 6 porque tus hijos comen una pieza de fruta al día y consideras que esa cantidad está bien, y otra persona en la misma situación se dé un 8 porque considera que una pieza es una cantidad más que adecuada, o que una tercera persona se puntúe con un 4 porque la cantidad le parece insuficiente.

Así, debes valorar cada una de las áreas y anotar la puntuación en la tabla. Por ejemplo:

ÁREA	PUNTUACIÓN (0-10)
Consumo de fruta y verdura	4
Consumo de alimentos o bebidas azucaradas	6
Consumo de *fast food*	4
Desayunos y meriendas saludables	4
Raciones	4
Uso de pantallas	8
Actividad física	9
Ocio saludable	4
Descanso	5
Emociones positivas	6

A continuación, es importante que traslades las puntuaciones a la rueda coloreando las áreas correspondientes.

Te sugerimos que puntúes tú las áreas de la Rueda Healthy Kids y después le pidas a tu hijo que se puntúe él mismo. Así podréis examinar qué diferencias se dan entre las puntuaciones.

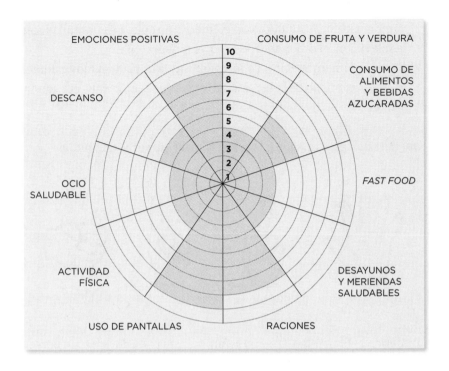

EMOCIONES POSITIVAS · CONSUMO DE FRUTA Y VERDURA · CONSUMO DE ALIMENTOS Y BEBIDAS AZUCARADAS · DESCANSO · FAST FOOD · OCIO SALUDABLE · DESAYUNOS Y MERIENDAS SALUDABLES · ACTIVIDAD FÍSICA · RACIONES · USO DE PANTALLAS

Es preferible centrarse en un área y luego en otra. No obstante, si vuestras puntuaciones han sido bajas y queréis mejorar en diferentes áreas, como el consumo de fruta y verdura, el uso de pantallas, la actividad física y el consumo de bebidas azucaradas, te puedes inspirar en la estrategia que usaron los coaches y los profesionales de la salud en una intervención, publicada en abril de 2016, bautizada con el nombre de FamilyPower: A referral-based pediatric obesity treatment program that connects clinic to family. Para fomentar el cambio de conducta en varios ámbitos utilizando una estrategia que fuese fácil de recordar para los niños diseñaron el Plan 5-2-1-0.

En el Plan 5-2-1-0 los números significan lo siguiente:

> El 5 es el número de raciones de fruta y verdura que deberías comer al día.

> El 2 es el número máximo de horas en que el niño puede estar ha-

ciendo uso de pantallas como elemento de ocio. Las pantallas son la televisión, el ordenador, el iPad, el móvil, etcétera.

> El 1 es el número de horas de actividades que impliquen movimiento.
> El 0 es la cantidad de bebidas azucaradas que el niño debe consumir al día.

Quédate con esta imagen y la secuencia de números que indica:

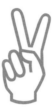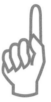

Teniendo el Plan 5-2-1-0 como referencia, se trata de que tú lo personalices, descubriendo cuáles son tus propias motivaciones y tus propios desafíos, y qué acciones concretas vas a llevar a cabo para lograr cumplirlo.

Por otro lado, en más de cuarenta países, entre ellos España, es bien conocida una estrategia dirigida a fomentar el consumo de frutas y hortalizas cuya imagen es una mano. Seguro que te ha venido a la cabeza el lema de «5 al día». Tal y como se explica en la web de la asociación que la promueve, «la iniciativa "5 al día" se lleva a cabo en el ámbito internacional y agrupa a diferentes organizaciones, pertenecientes a los cinco continentes, que desarrollan actividades de promoción del consumo de 5 raciones diarias de frutas y hortalizas frescas de forma global, con resultados contrastados en la modificación de los hábitos alimentarios de los consumidores».

Pues si ya sabes que lo ideal es consumir cinco raciones de fruta y hortalizas al día, ahora se trata de que consigas hacerlo. No te sorprenderías si te comentamos que son numerosos los estudios, como el publicado por Crawford en la revista *Public Health Nutrition*, que afirman que la planificación de las comidas con antelación se asoció con una mayor ingesta de frutas, verduras y hortalizas, ¿verdad?

Otros estudios realizados sobre la población general, como el publicado en 2016 en la revista *Appetite*, demostraron que la planificación de las comidas afecta positivamente a la frecuencia con la que se prepara comida casera y se come en familia, así como a la presencia de frutas en la cena.

Si planificas, no improvisas. La improvisación es la manera más fácil de caer en prácticas de alimentación no saludable, tanto para ti como para tus hijos.

➡ *¿Cuándo improvisas en relación con la alimentación de tus hijos? ¿Cómo es entonces la calidad de su dieta? ¿Qué puedes hacer para organizar mejor tus menús y tu cocina?*

Puesto que si planificas la ingesta es más probable que finalmente la consumas, te invitamos a que pienses con antelación qué cinco raciones de frutas y verduras vas a comer cada día la próxima semana. Recuerda que en el capítulo 5 te hemos enseñado lo que es una ración adecuada para un niño: cinco raciones no significa cinco manzanas.

Siéntate con tu hijo y pregúntale qué frutas le gustaría comer a lo largo de la semana. Pregúntale también qué verduras u hortalizas. Ten en cuenta el menú escolar, si es que tu hijo se queda a comer en el colegio, para saber qué días come verdura, hortalizas y fruta al mediodía y poder contar las raciones totales. Si con las verduras te cuesta más que tu hijo colabore, piénsalas tú pero pídele a él o ella que las escriba y pregúntale qué le parece el plato que has pensado hacer, o dale dos opciones entre las que pueda escoger él mismo. Copia los dibujos y anota en cada dedo una fruta o una verdura hasta completar las cinco raciones del día.

Un ejemplo de cinco raciones diarias sería:

> pulgar: manzana asada con canela
> índice: piña natural con yogur
> corazón: guisantes salteados con jamón
> anular: tomate cherry con tortilla francesa
> meñique: puré de calabaza

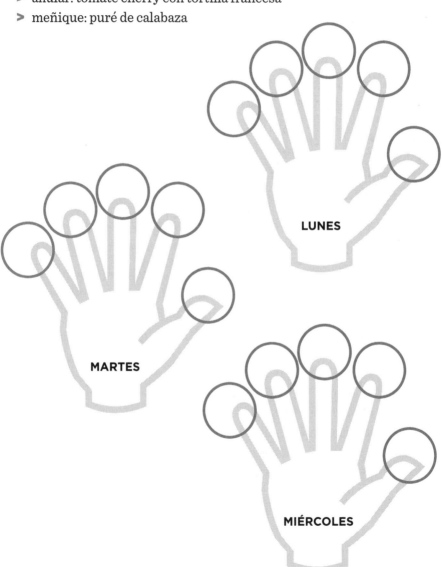

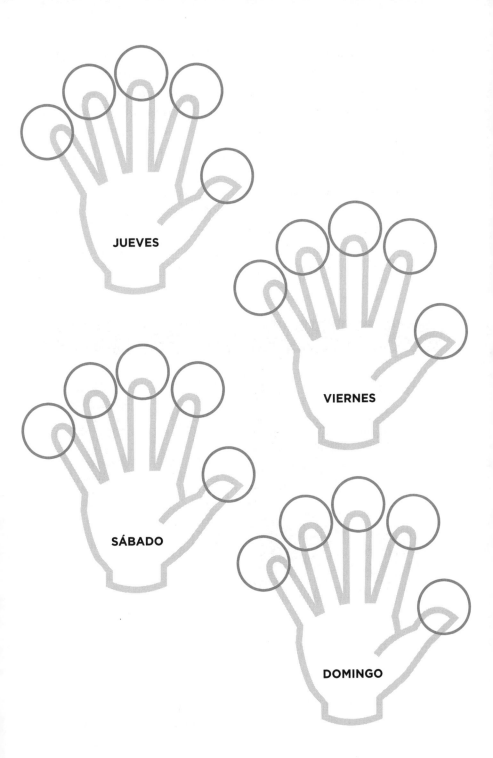

JUEVES

VIERNES

SÁBADO

DOMINGO

Otra forma sencilla de facilitar el consumo de la cantidad y proporción correcta de los diferentes grupos de alimentos es el Método del Plato. La versión que te mostramos ha sido diseñada por Nutritional Coaching, adaptando el original ideado por la Harvard Medical School, y te indica qué cantidad debes comer de cada grupo de alimentos en la comida o la cena:

> Medio plato de verduras y/o hortalizas, crudas o cocidas.
> Un cuarto de plato de alimentos ricos en proteínas, como legumbres, carne, pescado, huevo o queso.
> Otro cuarto de plato de alimentos ricos en hidratos de carbono, como cereales, arroz y pan integrales, o patata.

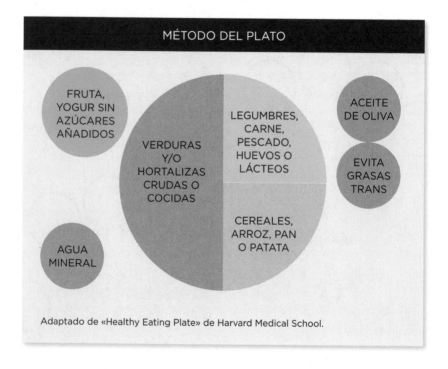

MÉTODO DEL PLATO

FRUTA, YOGUR SIN AZÚCARES AÑADIDOS

VERDURAS Y/O HORTALIZAS CRUDAS O COCIDAS

LEGUMBRES, CARNE, PESCADO, HUEVOS O LÁCTEOS

ACEITE DE OLIVA

EVITA GRASAS TRANS

CEREALES, ARROZ, PAN O PATATA

AGUA MINERAL

Adaptado de «Healthy Eating Plate» de Harvard Medical School.

Aunque el método original, llamado Healthy Eating Plate, situaba la fruta dentro del plato, nosotros hemos considerado oportuno dejarla fuera a modo de postre, para adaptar el sistema a la práctica de nuestras costumbres y evitar que induzca a error o genere rechazo, ya que a muchos de nuestros pacientes no les gusta la fruta en el mismo plato donde se encuentran otros alimentos. Como postre opta preferentemente por la fruta variada y presentada de distintas maneras, y de vez en cuando ofrece un yogur, de ser posible bajo en azúcares.

La Harvard Medical School ha preparado también el método del plato saludable para niños, con ilustraciones más divertidas, el cual incorpora el dibujo de unas zapatillas para indicar que mantenerse activo es tan importante como lo que se pone en el plato para conseguir una buena salud.

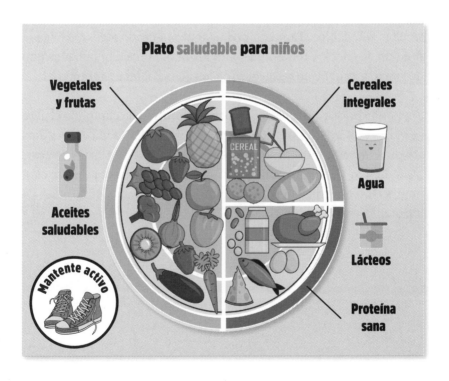

Si de lo que se trata es de lograr que las meriendas y los desayunos de tus hijos sean más correctos, teniendo en mente la idea de reducir los productos con azúcar añadido, la estrategia va a ser la misma: prepara conjuntamente la planificación de las meriendas y los desayunos con tus hijos, haciéndoles partícipes de las elecciones.

Recuerda que en el coaching nutricional tenemos la máxima de que las personas se sienten más comprometidas con los objetivos y más motivadas a cumplirlos si dichos objetivos los han escogido ellas mismas.

Una vez establecido el plan, realizar el seguimiento de su cumplimiento, comprobando en qué puntos se ha llevado a buen puerto, te puede resultar muy útil para despertar la motivación de los niños para atenerse a lo que habéis pactado acerca de los desayunos y las meriendas saludables. También podéis tener pensado algo que haga la función de *snack* o tentempié, para los momentos complicados que no son ni merienda ni cena, pero en los que el hambre apremia.

Siguiendo la idea del refuerzo positivo, cuando se ha cumplido el plan se indica pintando la cara contenta en la casilla de ese día. A los niños les encanta ser premiados cuando hacen las cosas bien. Cuando no se ha cumplido, también se señala en alguna de las dos opciones, la cara neutra o la cara triste. A continuación se le pregunta al niño qué va a hacer diferente mañana para poder señalar la cara contenta.

PLANTILLA DE SEGUIMIENTO DE DESAYUNOS, MERIENDAS Y *SNACKS* SALUDABLES

	DESAYUNO	*MERIENDA*	*SNACK*
Lunes	☺ ☺ ☹ Notas:	☺ ☺ ☹	☺ ☺ ☹
Martes	☺ ☺ ☹ Notas:	☺ ☺ ☹	☺ ☺ ☹
Miércoles	☺ ☺ ☹ Notas:	☺ ☺ ☹	☺ ☺ ☹
Jueves	☺ ☺ ☹ Notas:	☺ ☺ ☹	☺ ☺ ☹
Viernes	☺ ☺ ☹ Notas:	☺ ☺ ☹	☺ ☺ ☹
Sábado	☺ ☺ ☹ Notas:	☺ ☺ ☹	☺ ☺ ☹
Domingo	☺ ☺ ☹ Notas:	☺ ☺ ☹	☺ ☺ ☹

Anota:

> ¿Qué os ha ayudado a hacerlo bien?

> ¿Qué barreras habéis encontrado?

> ¿Cómo las puedes superar?

En la misma línea de la planificación conjunta de los menús, y como te hemos comentado en otros apartados del libro, está el hecho de que los niños participen en la preparación de la comida. Los resultados de un estudio de 2016 titulado *Family Food Preparation and Its Effects on Adolescent Dietary Quality and Eating Patterns* concluyen que involucrar a los adolescentes en la preparación de la comida para la familia se relaciona con patrones dietéticos y alimentarios de mayor calidad. Por lo tanto, enseñar a cocinar a los niños puede ser beneficioso para su alimentación, puesto que aumenta la probabilidad de que participen en la preparación de la comida para la familia, tal como se recoge en el mismo estudio.

Una serie de estudios, recogidos en el documento *Improving Cooking and Food Preparation Skills: A Synthesis of the Evidence to Inform Program and Policy Development*, elaborado por el Gobierno de Canadá, apuntan que aprender a cocinar es una oportunidad para promover pautas alimentarias más saludables. Así que la idea es jugar a ser chefs, más en el momento de preparar las presentaciones que en el de guisar, y mientras tanto ir enseñando a nuestros hijos al tiempo que nosotros practicamos para manejarnos mejor entre fogones. Deja entrar a tus niños en la cocina y preparad las recetas que te hemos dado en el capítulo 5.

En la actualidad, la cocina ha dejado de ser terreno exclusivo de los adultos. La fiebre del fenómeno MasterChef, concurso de gran éxito en televisión en el que las personas compiten para demostrar sus habilidades culinarias y gastronómicas, ha contagiado también a los más pequeños, que, todo hay que decirlo, no lo hacen nada mal.

De todas maneras, la cuestión no es que todos los platos que preparéis tengan un nivel de concurso, sino más bien lo contrario: es mejor optar por las «tres S», de sencillo, sabroso y saludable, puesto que la escasez de tiempo y la falta de conocimientos para cocinar acostumbran a convertirse en barreras que nos impiden preparar las comidas en casa. Y, amigo lector, ya habrás observado que comer en casa interesa, ya que está asociado con mejores conductas alimentarias, así que simplificar y planificar, de nuevo, es la consigna.

Igual que la planificación de los menús, la planificación de la compra o implicar al niño en la cocina están asociados a la mejora de la alimentación, el hecho de comer en familia también tiene consecuencias, tal como comentábamos en el apartado sobre la responsabilidad al inicio del capítulo. Uno de los cambios que pueden desencadenar una mejora en la alimentación de tus hijos es empezar a comer juntos por lo menos una vez al día, sea cual sea el tamaño y la forma que tenga tu familia: monoparental, tradicional, extensa, casados en segundas o terceras (o las que sean) nupcias... Investigaciones como las que se mencionan en la tesis doctoral que presentó Car Mun Kok, de la University of Nebraska, en noviembre de 2015 con el título *The Family Mealtime Study: Parent Socialization and Context During and Surrounding Family Mealtimes,* otorgan una gran relevancia a este acto familiar por suponer una gran oportunidad de socialización en comportamientos relacionados con la alimentación. Comer juntos constituye una plataforma para dar a los niños información sobre alimentos y nutrición. Por ejemplo, Mireia, una de las madres a las que hemos acompañado en su experiencia de mejorar los hábitos alimentarios de la familia, nos explicaba que su hija Vera, de 7 años, quiso probar los espárragos trigueros un día que la vio a ella comerlos:

—Mamá, ¿qué son?

—Son espárragos, Vera.

—Pero ¿no son blancos?

—Estos son verdes y crecen en la montaña, si quieres podemos ir un día a coger.

—¡Sí, qué divertido! ¿Los puedo probar?

—¡Claro! —le contestó Mireia a su hija mientras le pellizcaba los mofletes.

Quizá estés pensando que tu hijo no se comería un espárrago verde ni loco, pero quien dice un espárrago dice una berenjena, una col lombarda o un tomate. Hoy es un espárrago y mañana es una naranja. Cada día tienes una nueva oportunidad de ser un ejemplo para tu hijo. Los mensajes positivos que verbalices acerca de las frutas y las verduras, así como la exposición repetida al alimento, solo ofreciéndolo, no obligando, acaban dando resultado con el tiempo. «La curiosidad mató al gato».

Por cierto, la curiosidad es algo que motiva a las personas a prestar atención y a mostrar interés, así que si quieres que tus hijos coman más fruta y verdura, ofréceselas metidas dentro de una cajita o un recipiente que tenga tapa porque despertará su curiosidad. Comida infantil servida dentro de una caja ¿te recuerda a algo?

Siguiendo con el formato del recipiente en el que presentas los alimentos a tu hijo, te resultará interesante saber que cuanto más grande es el envase, mayor es la ingesta.

Un ejemplo muy claro de la influencia del tamaño del plato en la ingesta lo podemos encontrar en una investigación publicada en el *Journal of Consumer Research*, que demostró que la misma cantidad de comida parece mayor si la servimos en un plato más pequeño. Otro aspecto interesante además del tamaño, es el color, ya que una investigación del año 2012, demostró que aumenta el consumo de bebidas y comidas cuando el recipiente es de color azul en comparación con uno de color rojo. Interesante ¿no?

Puedes encontrar más información útil en la *Guía para una alimentación infantil saludable y equilibrada. Resolviendo dudas, rompiendo mitos y aclarando conceptos*, una excelente publicación del Hospital de Sant Joan de Déu.

Y si, con todas estas tácticas, tu hijo finalmente decide probar la berenjena, aunque se niegue a comer espárragos verdes, la perspectiva del coaching nutricional te enseña a reconocer el logro de la berenjena para darle una respuesta positiva, de modo que esta experiencia le sirva para animarse a comer otro alimento saludable.

Ojo, no por el simple hecho de sentarnos todos a la misma mesa a comer juntos va a suponer un beneficio por sí mismo. También hay algunos estudios, como el publicado en 2014 en el *Journal of the Academy of Nutrition and Dietetic*, que indican que comer juntos a veces no es provechoso, ya que el impacto de las comidas en familia depende de factores como el tipo de comida que se sirve, la relación y la comunicación que se establece entre los miembros de la familia o el tipo de actividades que se hacen durante la comida, si se habla o se ve la televisión, por ejemplo. Ahora piensa en la última comida que hiciste en familia. ¿Hay algo que te gustaría cambiar o hacer diferente con respecto a tus comidas en familia?

¡Llamamiento! Comed juntos en familia por lo menos una vez al día, sin tele, sin móvil, solo conversando.

Cuando hablamos de comer en familia, hemos omitido un pequeño pero fundamental detalle, que el estudio anterior mencionaba: comer sin tele. Sin televisión, sin móviles, sin iPad, sin ordenador, sin ninguna distracción más allá de la conversación entre los miembros de la familia. ¿Lo has probado? Es una experiencia maravillosa. Si creciste en una de esas familias en las que la tele presidía la hora de la comida y de la cena, seguramente te resulte difícil abandonar este hábito. Créenos, vale mucho la pena intentarlo. Durante las comidas sin tele puedes conversar con tu familia, crear espacios de convivencia y comunicación que favorecen un clima de afecto, amor y alegría. A lo mejor no estás acostumbrado a conversar con tus hijos. O ellos no están acostumbrados a que tú lo hagas. Si no eres muy hablador, tal vez haya en la mesa otra persona que conduzca o inicie la conversación. Si no, guarda siempre en la recámara este ejercicio que te enseñamos. Se llama **Lo Mejor y lo Peor.**

Consiste en que cada uno de vosotros cuente lo mejor que le ha pasado durante el día y luego lo peor. O al revés, como el narrador prefiera. Pide que la explicación sea breve, del tipo: «Lo mejor es que he sacado un nueve en mates, y lo peor es que hoy ha perdido mi equipo de fútbol». Tal como te dijimos al hablar del ejercicio de **Dar las Gracias**, puedes empezar tú. Tomar la iniciativa te servirá para dar ejemplo de nuevo, y facilitar que el resto de la familia se anime.

Los beneficios de recordar lo mejor del día ya los conoces, puesto que son similares a los obtenidos con el agradecimiento. En cambio, al tratar lo peor del día estamos enseñando a nuestros hijos a comunicar aquello que no les gusta, a ponerlo encima de la mesa y a no ignorarlo u ocultarlo. En la vida también pasan cosas que no son agradables, y es nuestra responsabilidad dar herramientas a nuestros hijos para afrontarlas con inteligencia emocional. Así estás trabajando a la vez otra de las áreas que aparecen en la Rueda Healthy Kids, la de las **emociones positivas.**

Volviendo al método del plato, tal como nos recuerda la versión para niños, mantenerse activo es tan importante como la alimentación, y el propósito de hacer ejercicio se relaciona con varios ámbitos de la **Rueda Healthy Kids:** el área **«uso de pantallas»**, el área **«actividad física»** y el área **«ocio saludable»**.

El entorno familiar puede ser en sí mismo una oportunidad para el ocio saludable, si la familia ya dedica tiempo a la actividad física. Recuerda que somos el mejor ejemplo para nuestros hijos, en consecuencia, si realizamos actividades de ocio saludable, nuestros hijos tendrán más posibilidades de hacerlo. La convivencia familiar implicando a todos los miembros de la familia en las actividades es un primer paso.

Es importante no recurrir a los restaurantes de *fast food* como actividad recreativa en familia. Desarrolla tu imaginación y sal de tu zona de confort también en este aspecto.

En cuanto al uso de pantallas, se está convirtiendo en un problema cada vez más acuciante, tal como muestra el estudio ANIBES, que comentamos en el capítulo 1. Recuerda la estrategia del Plan 5-2-1-0. Dicha estrategia propone dos horas de pantalla al día como ocio. Esas dos horas, aunque parezcan mucho, se alcanzan fácilmente sumando minutos de aquí y de allá. Puede ser que tu hijo esté unos minutos mirando el iPad, el móvil o la tele por la mañana antes de salir o al mediodía, y que pase un rato viendo la televisión en familia después de cenar o por la tarde al llegar del colegio, o mientras preparas la cena o te ocupas de otras obligaciones, o simplemente cuando te sientas a descansar. Si dos horas te parecen mucho, establece tu propio límite, teniendo en cuenta que se lo vas a comunicar al niño y lo vais a respetar. Los dos.

Sin profundizar en este tema, queremos que tengas en cuenta que cada vez que tu hijo te pide el teléfono móvil es una señal de que tu atención está en otra parte que no es el niño o la niña. Rara vez te lo pedirá cuando estáis jugando juntos, o le estás leyendo un cuento o estás hablando con él.

¿Qué parte de responsabilidad tienes tú en la frecuencia con que tu hijo juega con pantallas y en la duración de cada sesión de juego?

_____

Dedica tiempo de calidad a tus hijos.

_____

Recuerda la escena de *Kung Fu Panda 3* en que Po, el oso panda protagonista de la saga, se acerca al maestro Shifu con la intención de hablar con él mientras este está realizando sus ejercicios de respiración. Como el maestro se encuentra concentrado y practicando sus ejercicios, Po no quiere molestarlo y se le acerca con timidez y cuidado. «Maestro Shifu, ¿es un mal momento?, ... Maestro, ¿tiene tiempo?» «El tiempo es una ilusión. Solo existe el ahora», dice el maestro. Po, que no acaba de entender su respuesta, le pregunta: «Entonces, maestro... ahora... ¿tiene tiempo?».

Acuérdate de reservar en tu agenda un tiempo para estar presente con tus hijos. Tiempo exclusivo y de calidad. No cuentan los momentos en que estás en modo multitarea y mientras recoges, pones una lavadora o contestas e-mails haces ver que escuchas la aventura que ha vivido hoy tu hijo en el colegio, ni cuando juegas un parchís mientras haces la cena. Así no vale. Y no solo por tu hijo, también por ti. Se ha demostrado que haciendo varias cosas a la vez se pierde eficiencia y se genera estrés, básicamente porque el cerebro solo puede prestar una atención total a una sola cosa. Somos capaces de sostener en nuestra mente varias cosas al mismo tiempo, pero con el consiguiente desgaste y la pérdida de la efectividad resultante. Haz una sola cosa cada vez, sobre todo si lo que estás haciendo es escuchar a tus hijos, y abandona la idea de funcionar como un hombre orquesta realizando tres o cuatro tareas simultáneas. Cuando tomes conciencia de que estás funcionando en modo *multitasking,* para, deja de hacer lo que estás haciendo y céntrate en una sola tarea. Notarás más calma y menos fatiga.

Ponte en modo monotarea.
Abandona el multitasking.

Después de todas estas consideraciones previas, ha llegado el momento de que te comprometas con algún objetivo en concreto. Igual que lo hicieron los coaches en el programa Healthy Homes/Healthy Kids que te hemos mencionado anteriormente, y que tenía como objetivo mejorar el estilo de vida de los niños, ahora es el momento de que priorices alguna de las áreas de la Rueda Healthy Kids.

Estas son las grandes áreas:

ÁREA	PUNTUACIÓN (0-10)
Consumo de fruta y verdura	4
Consumo de alimentos o bebidas azucaradas	6
Consumo de *fast food*	4
Desayunos y meriendas saludables	4
Raciones	4
Uso de pantallas	8
Actividad física	9
Ocio saludable	4
Descanso	5
Emociones positivas	6

En cada área, especifica un objetivo concreto guiándote por la **Técnica PRAMPE.** La palabra PRAMPE es un acróstico mnemotécnico formado por las iniciales de esta serie de palabras: POSITIVO-REALISTA-ACORDADO-MEDIBLE-PERSONAL-ESPECÍFICO, y que te ayudará a memorizar estas características, que son las que debe tener el objetivo.

Es decir, cuando piensas en algo que quieres, es necesario darle la forma correcta para transformarlo en un objetivo bien formulado, puesto que la forma en cómo lo expreses puede influir en tu confianza y tu motivación. La técnica te ayuda a validar si lo que has expresado cumple con los siguientes criterios. Por ejemplo:

ÁREA	OBJETIVO ESPECÍFICO
Consumo de fruta y verdura	La próxima semana voy a planificar los menús familiares de manera que pueda ofrecer las cinco raciones diarias de fruta y verdura.

Veamos si el objetivo específico cumple los requisitos de la Técnica PRAMPE:

POSITIVO: este objetivo está formulado en positivo.
REALISTA: es realista porque considero que puedo cumplir con ese número de raciones al día.
ACORDADO: lo he decidido yo, nadie me lo ha impuesto.
MEDIBLE: sí se puede medir puesto que se indica el número de raciones.
PERSONAL: es personal porque lo he formulado desde el punto de vista de lo que está en mi zona de control, lo que depende de mí, que es planificar y ofrecer en el menú familiar las cinco raciones.
ESPECÍFICO: sí está suficientemente detallado, a diferencia de lo que sería el área, que solo indica consumo de fruta y verdura.

Teniendo en mente la Técnica PRAMPE, piensa en una de las áreas de la Rueda Healthy Kids y define un objetivo específico que cumpla con los requisitos de la técnica.

Una vez has establecido tus prioridades y formulado tu objetivo, se trata de que lo traslades al plan de acción y reflexiones acerca de las preguntas que te formula.

El **Plan de Acción** es el documento en el que escribirás con detalle lo que quieres conseguir, para qué lo quieres conseguir y cómo lo vas a lograr. En él se recoge el objetivo general y los objetivos específicos que te propones alcanzar, y los compromisos que has adquirido y las actividades que has decidido llevar a cabo para alcanzarlos. También tendrás oportunidad de anotar las posibles barreras y cómo superarlas. Si una vez escrito, colocas el Plan de Acción en un lugar visible, este actuará como elemento motivador y te ayudará a recordar los compromisos que has adquirido contigo mismo.

El hecho de disponer de este elemento recordatorio te hace más fácil centrarte en las actividades que tienes que hacer, sin que se te olvide nada. A continuación te mostramos la plantilla en blanco y el ejemplo de un Plan de Acción de uno de nuestros clientes.

PLAN DE ACCIÓN

Objetivo

¿Qué quieres conseguir? Defínelo en positivo, en primera persona y de la forma más concreta posible.

Valora del 0 al 10

¿Cuánta importancia tiene para ti conseguir este objetivo?
0 = Me da igual / 10 = Muchísima

0	1	2	3	4	5	6	7	8	9	10

¿Cuánta confianza tienes en conseguir este objetivo?
0 = Ninguna / 10 = Estoy completamente seguro/a de lograrlo.

0	1	2	3	4	5	6	7	8	9	10

¿Para qué lo quieres conseguir? (Escribe los beneficios que te reportará tu objetivo.)

Puntúa del 0 al 10 tu nivel de:

	Piensas que te supondrá	Te ha supuesto			Piensas que obtendrás	Has obtenido
ESFUERZO				SATISFACCIÓN		

Escribe las acciones que llevarás a cabo para conseguir tu objetivo:

Ten en cuenta:

¿Qué recursos emplearás para acordarte de hacer estas cosas?

¿Qué obstáculos te pueden surgir? ¿Cómo los vas a superar?

¿Cuáles de tus fortalezas o cualidades te van a ayudar a conseguir tu objetivo?

Nutritional Coaching®

Nombre: Fecha:

PLAN DE ACCIÓN

Objetivo

¿Qué quieres conseguir? Defínelo en positivo, en primera persona y de la forma más concreta posible.

> *Aumentar el consumo de fruta y verdura de la familia.*
> *Concretamente, durante la semana que viene voy a planificar los menús familiares de manera que pueda ofrecer las cinco raciones al día de fruta y verdura.*

Valora del 0 al 10

¿Cuánta importancia tiene para ti conseguir este objetivo?
0 = Me da igual / 10 = Muchísima

0	1	2	3	4	5	6	7	8	9	~~10~~

¿Cuánta confianza tienes en conseguir este objetivo?
0 = Ninguna / 10 = Estoy completamente seguro/a de lograrlo.

0	1	2	3	4	5	6	~~7~~	8	9	10

¿Para qué lo quieres conseguir? (Escribe los beneficios que te reportará tu objetivo.)

> *Para tener una dieta más saludable.*
> *Para cuidar de mi familia y estar más sanos.*
> *Para enseñarles el compromiso con el cuidado de su salud.*
> *Para sentirme bien conmigo misma.*
> *Para cuidar mi peso.*

Puntúa del 0 al 10 tu nivel de:

	Piensas que te supondrá	Te ha supuesto		Piensas que obtendrás	Has obtenido
ESFUERZO	6		**SATISFACCIÓN**	10	

Escribe las acciones que llevarás a cabo para conseguir tu objetivo:

> Ir con ellos al mercado para involucrarlos en la compra de las frutas y verduras y dejarles escoger algunas, las que más les apetezcan.
> Preparar conjuntamente el menú de meriendas y desayunos e incorporar fruta en ellos.
> Rellenar la plantilla de las manos de «5 al día» conjuntamente con ellos.
> Jugar en la cocina a hacer preparaciones divertidas con los platos.
> Empezar el juego de Lo Mejor y lo Peor a la hora de comer.
> Comer sin tele.
> Hacer de detectives en el supermercado para ver cuánto azúcar tiene lo que normalmente comemos.

Ten en cuenta:

¿Qué recursos emplearás para acordarte de hacer estas cosas?

> Me pondré mi tarjeta de los «para qué» de salvapantallas en el ordenador.
> Leeré cada día mi Plan de Acción.
> Pondré una fotografía nuestra de este verano al lado de la tele para recordar que vamos a comer sin tele.

¿Qué obstáculos te pueden surgir? ¿Cómo los vas a superar?

> Negativa de los niños a participar. Lo superaré:
> • proponiéndoles el juego del Detective en el Supermercado e invitándoles a escoger algunas frutas y verduras.
> • Cocinando algún plato juntos.
> • Usando el refuerzo positivo con pegatinas.

> Falta de tiempo para preparar la verdura de la cena. Lo superaré:
> • Pensando en preparaciones que se puedan dejar hechas con antelación.
> • Planificando el menú programando elaboraciones sencillas entre semana y algo especial el fin de semana.

¿Cuáles de tus fortalezas o cualidades te van a ayudar a conseguir tu objetivo?

> Mi convicción en que es lo mejor para mí y mis hijos me ayudará a superar todos los obstáculos.
> Me gusta planificar las cosas con antelación y eso me ayudará ahora con la incorporación de la fruta y la verdura.
> Me gusta hacer cosas divertidas y pienso plantear el cambio como algo con lo que los niños lo pasen bien.

Aunque el ejemplo que te hemos mostrado te puede resultar suficiente, te explicamos cada una de las partes del Plan de Acción para que sea más sencillo rellenar el tuyo propio. Lo primero que te encuentras es un espacio para escribir tu objetivo.

OBJETIVO

¿Qué quieres conseguir? Defínelo en positivo, en primera persona y de la forma más concreta posible.

A continuación del espacio destinado al objetivo te encuentras con cuatro escalas. La herramienta escala ha sido reconocida en una reciente publicación de la Academia de Nutrición y Dietética Americana (2016) como muy eficaz para conseguir cambios en la conducta alimentaria. En concreto el Plan de Acción te pide valorar en una escala del 0 al 10 dos aspectos, el nivel de confianza y el nivel de importancia.

> Escala de la Importancia: ¿Cuán importante es para ti el objetivo que te planteas?
> Escala de la Confianza: ¿Cuánta confianza tienes en conseguirlo?

Tal como explicamos en el libro *Coaching nutricional. Haz que tu dieta funcione*, los estudios indican que las puntuaciones por debajo del 7 revelan que ni la importancia que se da al objetivo ni la confianza en lograrlo son suficientes para tener éxito. Si tu puntuación es inferior a 7 en alguna de las dos áreas, puedes hacerte la siguiente pregunta:

¿Qué debería pasar para que mi puntuación subiera uno o dos puntos?

La respuesta la tienes tú mismo, descúbrela y hallarás la solución.

Por otro lado, has de valorar con la herramienta escala los siguientes factores:

> Escala del Esfuerzo: ¿Cuánto esfuerzo consideras que te puede suponer llevar a cabo las acciones?
> Escala de la Satisfacción: ¿Cuánta satisfacción consideras que te va a proporcionar el hecho de lograrlas?

Estas dos escalas son útiles emplearlas situándote en dos tiempos diferentes: antes de llevar a cabo las acciones y una vez haya pasado el tiempo real en el que debías haberlas hecho.

Nos sirven para ajustar las acciones teniendo en cuenta el nivel de esfuerzo y satisfacción que obtenemos, puesto que nadie puede sostener en el tiempo acciones que le supongan un sacrifico enorme ni las va a realizar si lo que obtiene a cambio no le satisface lo suficiente.

Entonces, las preguntas que te puedes formular son:

¿Cuánto esfuerzo me va a suponer? ¿Cuánta satisfacción espero conseguir?

Esto tiene relación con las expectativas, con aquello que esperas que ocurra, factor determinante en el planteamiento de objetivos, puesto que esas expectativas es conveniente que sean realistas, para que no te frustres, pero a la vez motivadoras para que te movilicen a actuar.

Una vez hayas iniciado tu plan de acción y lleves una semana siguiéndolo es conveniente que hagas un balance de tus progresos. Las acciones que hayas especificado en tu plan te pueden servir como marcadores de éxito. Cuando lo hayas cumplido, recuerda hacerlo visible con algún símbolo que asocies con el logro y la alegría de haberlo conseguido: una marca de un color que te guste, un dibujo de una cara sonriente, una mano haciendo la señal de OK...

En el seguimiento del plan también te deberás preguntar:

➡ *¿Qué barreras has encontrado finalmente?*

➡ *¿Cuáles han sido tus recursos o facilitadores? Es decir, aquello que te ha ayudado a cumplir con tus acciones.*

Es normal que te encuentres con problemas que no habías previsto y necesites reajustar la estrategia.

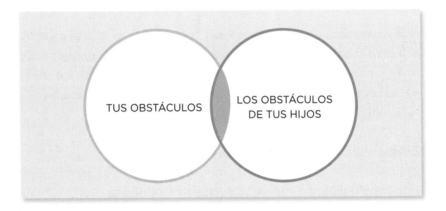

Identifica tus principales obstáculos y los que se le presentan a tu hijo. Las dificultades suelen englobarse en las siguientes grandes áreas, que son las que se han mencionado en el libro y que recogen diversas publicaciones:

> Desconocimiento o falta de información acerca de lo que se debe o no comer.
> Preferencia por el dulce.
> Falta de tiempo o de planificación.
> Fácil disponibilidad de alimentos no saludables.
> Influencia del entorno.
> Comida como bálsamo emocional.

Para encontrar soluciones a tus problemas o formas diferentes de superar tus barreras, es necesario que pienses en opciones que después puedas personalizar y hacer tuyas. Quizá te inspiren las siguientes preguntas:

> ¿Cómo puedes recuperar hoy lo que te ha servido en el pasado?
> ¿Qué otras posibilidades existen?
> ¿Cuál de ellas crees que funcionaría mejor?
> ¿Qué puedes hacer de manera diferente?
> ¿Cómo puedes hacer las cosas de manera más fácil?
> ¿Cómo puedes conseguir más de lo que estás haciendo ahora?
> ¿Qué más se te ocurre?
> ¿Qué otras cosas, aparte de seguir el plan nutricional, te ayudarían a conseguir tu objetivo?
> En tu experiencia, ¿qué funciona bien para los demás?
> Si pudieras empezar de nuevo, ¿qué cambiarías?
> Si eliges esta opción, ¿cuáles serán las consecuencias?
> ¿Qué pasaría si...? (Acaba la frase como tú consideres.)

¿Te acuerdas de que en el capítulo 3 te preguntábamos qué harías si no te fallara la preciada fuerza de voluntad? Puede ser que respondieras que mejorar tu alimentación, o perseverar en la convicción de trabajar por un hogar con un estilo de vida saludable. La fuerza de voluntad, entendida como la capacidad para conectar con el objetivo a largo plazo, y para no dejarse llevar por el impulso del deseo o la desgana, te servirá para afrontar los obstáculos.

También te pueden inspirar la información y las diferentes estrategias que te hemos expuesto para superar los obstáculos y mejorar la alimentación de tus hijos.

Para cerrar el libro, y a modo de resumen final, hemos considerado útil recoger en un listado las estrategias sugerentes.

> Planifica las meriendas y los desayunos conjuntamente con tus hijos.

> Invítales a participar escogiendo en qué momento quieren incorporar la fruta y qué tipo de fruta.

> Cuida la presentación de los platos.

> Recuerda las tres S: sencillo, sabroso y saludable.

> Poneos de vez en cuando el delantal de MasteChef e innovad en la cocina.

> Asegúrate de que en casa hay frutas y verduras.

> Asegúrate de que en casa no hay alimentos ricos en azúcar y grasa.

> Enseña a tu hijo a valorar por sí mismo si el alimento es más o menos conveniente leyendo la información nutricional de las etiquetas. Conviértelo en un detective en el supermercado.

> Establece un pacto acerca de la comida basura. Escribidlo en un papel a modo de acuerdo y selladlo con un apretón de meñiques.

> Ve con tu hijo al mercado a comprar fruta y verdura. Aléjalo de las grandes superficies donde la comida está envasada y los pasillos, llenos de alimentos procesados. Deja que mire, toque y huela las diferentes frutas y verduras.

> Enseña a tu hijo a pensar en positivo practicando el ejercicio Dar las Gracias. Con este ejercicio tan sencillo le estás enseñando a fijar la mirada en lo bueno del día y a ser agradecido por ello. Así lo entrenas para pensar en positivo.

> Reserva en tu agenda un tiempo exclusivo para estar con tu hijo, solos tú y él. No permitas que nada ni nadie interrumpa ese espacio de tiempo que os habéis regalado.

> Presta atención al tiempo que tu hijo pasa jugando con pantallas. Marca un límite, comunícaselo a tu hijo y respetadlo.

> Asegúrate de que tu hijo ha realizado suficiente actividad física. Llévalo al parque, a jugar con un balón, a pasear a la mascota, a dar una vuelta en bicicleta o con los patines, etcétera.

> Moveos en familia. Realizad actividades de ocio saludables alejadas de la restauración.

> Ralentiza tus actividades. Practica el *slowlife*.

> Practica la Técnica STOP. Para. Respira. Observa tu cuerpo, sus sensaciones, toma conciencia de dónde estás, de tus pensamientos y de cómo te sientes. Enseña a tus hijos a parar y a conectar con el ancla de la calma.

> Ten una actitud compasiva contigo mismo. Lo haces lo mejor que sabes y puedes. Eso no quita que puedas hacerlo mejor, y lo conseguirás, pero no a fuerza de insultarte a ti mismo.

> Potencia tus aliados y neutraliza a tus saboteadores. ¿Quiénes son? ¿Cómo te van a ayudar tus aliados? ¿Qué vas a hacer para neutralizar a los saboteadores?

> Despierta en tu hijo una actitud crítica ante la publicidad, no solo la de los alimentos, pero sí especialmente.

> Escucha activamente a tu hijo.

> Implica en el cambio a mamá y a papá.

> Cuida tu lenguaje y los mensajes que lanzas. Habla positivamente acerca de la comida saludable.

> Refuerza positivamente a tu hijo cuando haga una elección saludable.

> Utiliza el automonitoreo para llevar el registro de vuestros progresos. Utiliza símbolos o elementos atractivos para el niño, como pegatinas de caras contentas, o dibujos que contagien entusiasmo.

Llegados al final, solo nos queda darte el último empujoncito para que te animes a cambiar, pienses en qué te gustaría mejorar y pongas en práctica alguna de las estrategias del libro. Eres capaz de hacerlo, y el beneficio que vas a obtener no tiene precio: crear un hogar con un estilo de vida saludable. No hace falta que corras, ni que pretendas llegar rápidamente, recuerda que comer saludablemente es un rumbo y no un destino. Avanza paso a paso, sin prisa pero con convicción, con amabilidad y sin recriminaciones, disfrutando del bienestar que te proporciona saber que estás haciendo las cosas bien para ti y para tus hijos y que estás construyendo la vida que quieres vivir con tu familia.

Confía en tu hijo y en que va a ser capaz de cambiar. Acércate a él con actitud de *coach* y mira más allá de sus conductas actuales, fíjate en su potencial. Tú eres el modelo de tus hijos, tú eres su guía, y con las estrategias de este libro podrás despertar su motivación por llevar una alimentación saludable.

En este preciso instante te nombramos embajador o embajadora de los hábitos saludables en tu hogar. Esperamos que disfrutes mucho del viaje que emprendéis, en el que te auguramos mucho éxito. No puede ser de otra manera, si lo haces desplegando todo el cariño que sientes por tus hijos y sigues la filosofía del coaching nutricional, que te enseña a celebrar los logros y aprender de los errores, y en este planteamiento no hay lugar para el fracaso.

Y COMO ESTE ES EL ÚLTIMO CAPÍTULO, ¿QUÉ TE LLEVAS DE ESTE LIBRO?

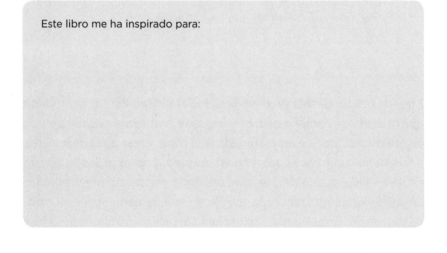

Este libro me ha inspirado para:

BIBLIOGRAFÍA

Agencia de Salud Pública de Cataluña, *La alimentación saludable en la etapa escolar*, Barcelona, Agència de Salut Pública de Catalunya-Generalitat de Catalunya, 2012. [Hay versión digital: <http://canalsalut.gencat.cat/>.]

Australian Government-Department of Health and Ageing, *Australia's Physical Activity Recommendations for 12-18 Year olds*, Camberra, Commonwealth of Australia, 2004 [Hay versión digital: <http://fwtdp.org.au/wp-content/uploads/2013/05/12-18yrs-ACTIVE-Brochure.pdf>].

Australian Government-Department of Health and Ageing, *Australia's Physical Activity Recommendations for 5-12 Year olds*, Camberra, Commonwealth of Australia, 2004 [Hay versión digital: <http://fwtdp.org.au/wp-content/uploads/2013/05/5-12-yr-ACTIVE-Brochure.pdf>].

Avis, J. L. S.; Jackman, A.; Jetha, M. M.; Ambler, K. A.; Krug, C.; Sivakumar, M., *et al.*, «Lifestyle Behaviors of Parents of Children in Pediatric Weight Management: Are They Meeting Recommendations?», *Clinical Pediatrics (Philadelphia)*, 54, n.º 11 (2015), pp. 1068-1075.

Ball, G. D.; Lenk, J. M.; Barbarich, B. N.; Plotnikoff, R. C.; Fishburne, G. J.; Mackenzie, K. A., *et al.*, «Overweight children and adolescents referred for weight management: are they meeting lifestyle behaviour recommendations?», *Applied Physiology, Nutrition, and Metabolism*, 33, n.º 5 (2008), pp. 936-945.

Ball, G. D.; Mackenzie-Rife, K. A.; Newton, M. S.; Alloway, C. A.; Slack, J. M.; Plotnikoff, R. C., *et al.*, «One-on-one lifestyle coaching for managing adolescent obesity: Findings from a pilot, randomized controlled trial in a real-world, clinical setting», *Paediatrics and Child Health*, 16, n.º 6 (2011), pp. 345-350.

Ball, G. D.; Mushquash, A. R.; Keaschuk, R. A.; Ambler, K. A.; Newton, A. S., «Using Intervention Mapping to develop the Parents as Agents of Change (PAC©) intervention for managing pediatric obesity», *BMC Research Notes*, 10, n.º 1 (2017), p. 43.

Baumrind, D., «Child care practices anteceding three patterns of preschool behavior», *Genetic Psychology Monographs*, 75, n.º 1 (1967), pp. 43-88.

Bayley, J.; Wallace, L. M.; Choudhry, K., «Fathers and parenting programmes: barriers and best practice», *Journal of Community Practice*, 82, n.º 4 (2009), pp. 28-31.

Berge, J. M.; MacLehore, R. F.; Larson, N.; Laska, M.; Neumark-Sztainer, D., «Family Food Preparation and Its Effects on Adolescent Dietary Quality and Eating Patterns», *Journal of Adolescent Health*, 59, n.º 5 (2016), pp. 530-536.

Bolinches, A., *El secreto de la autoestima: una nueva teoría de la seguridad personal*, Barcelona, Ediciones B, 2015.

Bonal, R.; Almenares, H. B.; Marzán, M., «Coaching de salud: un nuevo enfoque en el empoderamiento del paciente con enfermedades crónicas no transmisibles», *MEDISAN. Revista Médica de Santiago de Cuba*, 16, n.º 5 (2012), pp. 773-785.

Boutelle, K. N.; Cafri, G.; Crow, S. J., «Parent-only treatment for childhood obesity: a randomized controlled trial», *Obesity*, 19, n.º 3 (2011), pp. 574-580.

Broderick, C. B., *Understanding family process: basics of family systems theory*, Thousand Oaks, Sage Publications, 1993.

Brown, L.; Dolisca, S. B.; Cheng, J. K., «Barriers and Facilitators of Pediatric Weight Management Among Diverse Families», *Clinical Pediatrics (Philadelphia)*, 54, n.º 7 (2015), pp. 643-651.

Burke, L. E.; Ewing, L. J.; Ye, L.; Styn, M.; Zheng, Y.; Music, E, *et al.*, «The SELF trial: A self-efficacy-based behavioral intervention trial for weight loss maintenance», *Obesity (Silver Spring)*, 23, n.º 11 (2015), pp. 2175-2182.

Canada's physical activity guide for children, Public Health Agency of Canada, 2002 [Hay versión digital: <http://www.phac-aspc.gc.ca/hp-ps/hl-mvs/pag-gap/cy-ej/index-eng.php>].

Capdevila, C., *Educar mejor: once conversaciones para acompañar a familias y maestros*, Barcelona, Arcadia, 2016.

Chenhall, C. *Improving Cooking and Food Preparation Skills: A Synthesis of the Evidence to Inform Program and Policy Development*, Gobierno de Canadá, 2010. [Hay versión digital: <http://www.hc-sc.gc.ca/fn-an/alt_formats/pdf/nutrition/child-enfant/cfps-acc-synthes-eng.pdf>].

Colchero, M. A.; Popkin, B. M.; Rivera, J. A.; Ng, S. W. «Beverage purchases from stores in Mexico under the excise tax on sugar sweetened beverages: observational study», *The BMJ*, 352 (2016), p. 6704.

Coldwell, S. E.; Oswald, T. K.; Reed, D. R., «A marker of growth differs between adolescents with high vs. low sugar preference», *Physiology & Behavior*, 96, n.º 4-5 (2009), pp. 574-580.

Covey, S. R., *Los 7 hábitos de la gente altamente efectiva: lecciones magistrales sobre el cambio personal*, Barcelona, Paidós, 2011.

Crawford, D.; Ball, K.; Mishra, G.; Salmon, J.; Timperio, A., «Which food-related behaviours are associated with healthier intakes of fruits and vegetables among women?», *Public Health Nutrition*, 10, n.º 3 (2007), pp. 256-265.

Cunningham, E., «What Strategies do Registered Dietitian Nutritionists Use to Assess a Patient's/Client's Weight Loss Readiness?», *Journal of the Academy of Nutrition and Dietetics*, 116, n.º 12 (2016), p. 2036.

Darling, N.; Steinberg, L., «Parenting style as context: An integrative model», *Psychological Bulletin*, 113, n.º 3 (1993), pp. 487-496.

Davis, A. M.; Befort, C.; Steiger, K.; Simpson, S.; Mijares, M., «The nutrition needs of low-income families regarding living healthier lifestyles: findings from a qualitative study», *Journal of Child Health Care*, 17, n.º 1 (2013), pp. 53-61.

De Ruyter, J. C.; Olthof, M. R.; Seidell, J. C.; Katan, M. B., «A Trial of Sugar-free or Sugar-Sweetened Beverages and Body Weight in Children», *The New England Journal of Medicine*, 367, n.º 15 (2012), pp. 1397-1406.

Ducrot, P.; Méjean, C.; Aroumougame, V.; Ibanez, G.; Allès, B.; Kesse-Guyot, E., *et al.*, «Meal planning is associated with food variety, diet quality and body weight status in a large sample of French adults», *International Journal of Behavioral Nutrition and Physical Activity*, 14, n.º 1 (2017), p. 12.

Ebbeling, C. B.; Feldman, H. A.; Chomitz, V. R.; Antonelli, T. A.; Gortmaker, S. L.; Osganian, S. K., *et al.*, «A Randomized Trial of Sugar-Sweetened Beverages and Adolescent Body Weight», *The New England Journal of Medicine*, 367, n.º 15 (2012), pp. 1407-1416.

Emmons, R. A., *El pequeño libro de la gratitud: el camino más corto para ser feliz y disfrutar de la vida*, Móstoles, Gaia Ediciones, 2016.

Emmons, R. A.; Mishra, A., «Why Gratitude Enhances Well-Being: What we know, what we need to know», en K. Sheldon, T. Kashdan y M. F. Steger, eds., *Designing the future of positive psychology: Taking stock and moving forward*, Nueva York, Oxford University Press, 2011, pp. 248-262.

English, L. K.; Fearnbach, S. N.; Lasschuijt, M.; Schlegel, A.; Anderson, K.; Harris S, *et al.*, «Brain regions implicated in inhibitory control and appetite regulation are activated in response to food portion size and energy density in children», *International Journal of Obesity*, 40, n.º 10 (2016), pp. 1515-1522.

Estruch, R.; Ros, E.; Salas-Salvadó, J.; Covas, M. I.; Corella, D.; Arós, F., *et al.*, «Primary Prevention of Cardiovascular Disease with a Mediterranean Diet», *The New England Journal of Medicine*, 368, n.º 14 (4 de abril de 2013), pp. 1279-1290.

Fleta, Y.; Giménez, J., *Coaching nutricional. Haz que tu dieta funcione*, Barcelona, Random House Mondadori, 2015.

Fox, M. K.; Devaney, B.; Reidy, K.; Razafindrakoto, C.; Ziegler, P., «Relationship between Portion Size and Energy Intake among Infants and Toddlers: Evidence of Self-Regulation», *Journal of American Dietetic Association*, 106, n.º 1 (2006), S77-S83.

Frates, E. P.; Moore, M. A.; Lopez, C. N.; McMahon, G. T., «Coaching for Behavior Change in Physiatry», *American Journal of Physical Medicine & Rehabilitation*, 90, n.º 12 (2011), pp. 1074-1082.

Genschow, O.; Reutner, L. y Wanke, M. (2012). «The color red reduces snack food and soft drink intake», *Appetite*, 58, 699-702.

Giménez, J.; Fleta, Y.; Meya, A., «Cómo incrementar la motivación del paciente a través del coaching nutricional» (3.er Congreso FESNAD, Sevilla, 5-7 de marzo de 2015), *Nutrición Clínica en Medicina*, IX, n.º 1 (2015), p. 99.

Giménez J.; Fleta Y.; Meya A., «Revisión sistemática: coaching nutricional para la pérdida de peso», *Nutrición Hospitalaria*, 33, n.º 1 (2016), pp. 135-147.

Giménez, J.; Meya, A., «Coaching nutricional como herramienta para la adquisición de hábitos alimentarios preventivos del cáncer», *Revista Española de Nutrición Humana y Dietética*, 18, n.º 1 (2014), pp. 35-44.

Golan, M.; Kaufman, V.; Shahar, D. R., «Childhood obesity treatment: targeting parents exclusively v. parents and children», *British Journal of Nutrition*, 95, n.º 5 (2006), pp. 1008-1015.

Goldstein, E., *The now effect: how this moment can change the rest of your life*, Nueva York, Atria, 2013.

Goleman, D., «Emotional Intelligence Myth vs. Fact», en <https://www.linkedin.com/pulse/emotional-intelligence-myth-vs-fact-daniel-goleman>.

Goleman, D., *Focus: desarrollar la atención para alcanzar la excelencia*, Barcelona, Kairós, 2013.

Goleman, D., *Inteligencia emocional*, Barcelona, Kairós, 1996.

Greaves, C. J.; Sheppard, K. E.; Abraham, C.; Hardeman, W.; Roden, M.; Evans, P. H., *et al.*, «Systematic review of reviews of intervention components associated with increased effectiveness in dietary and physical activity interventions», *BMC Public Health*, 11, n.º 1 (2011), p. 119.

Hall, L.; Collins, C. E.; Morgan, P. J.; Burrows, T. L.; Lubans, D. R.; Callister, R., «Children's intake of fruit and selected energy-dense nutrient-poor foods is associated with fathers' intake», *Journal of American Dietetic Association*, 111, n.º 7 (2011), pp. 1039-1044.

Hanson, M. A.; Gluckman, P. D., «Early developmental conditioning of later health and disease: physiology or pathophysiology?», *Physiological Reviews*, 94, n.º 4 (2014), pp. 1027-1076.

Harvard Health Publications, «Healthy Eating Plate», Harvard School of Public Health, septiembre de 2011, en <http://www.health.harvard.edu/healthy-eating-plate>.

Heart and Stroke Foundation of Canada, *The kids are not alright. How the food and beverage industry is marketing our children and youth to death*, Ottawa, Heart and Stroke Foundation of Canada, 2017.

Honoré, C., *El elogio de la lentitud*, Barcelona, RBA, 2008.

Honoré, C.; Soler i Amigo, J., *Bajo presión: cómo educar a nuestros hijos en un mundo hiperexigente*, Barcelona, RBA, 2008.

Janicke, D. M.; Sallinen, B. J.; Perri, M. G.; Lutes, L. D.; Silverstein, J. H.; Brumback, B., «Comparison of program costs for parent-only and family-based interventions for pediatric obesity in medically underserved rural settings», *The Journal of Rural Health*, 25, n.º 3 (2009), pp. 326-330.

Janicke, D. M.; Storch, E. A.; Novoa, W.; Silverstein, J. H.; Samyn, M. M., «The Pediatric Barriers to a Healthy Diet Scale», *Children's Health Care*, 36, n.º 2 (2007), pp. 155-168.

Jansen, E.; Mulkens, S.; Jansen, A., «Tackling childhood overweight: treating parents exclusively is effective», *International Journal of Obesity*, 35, n.º 4 (2011), pp. 501-509.

Johnson, R.; Welk, G.; Saint-Maurice, P. F.; Ihmels, M., «Parenting styles and home obesogenic environments», *International Journal of Environmental Research and Public Health*, 9, n.º 4 (2012), pp. 1411-1426.

Kleinman, R. E., *Pediatric nutrition handbook*, Elk Grove Village, American Academy of Pediatrics, 2009.

Kok, C. M., *The Family Mealtime Study: Parent Socialization and Context During and Surrounding Family Mealtimes*, Universidad de Nebraska-Lincoln, Public Access Theses Dissertations from College Education and Human Sciences, 2015, paper 249.

Laska, M. N.; Larson, N. I.; Neumark-Sztainer, D.; Story, M., «Does involvement in food preparation track from adolescence to young adulthood and is it associated with better dietary quality? Findings from a 10-year longitudinal study», *Public Health Nutrition*, 15, n.º 7 (2012), pp. 1150-1158.

Lengua, L. J.; Honorado, E.; Bush, N. R., «Contextual risk and parenting as predictors of effortful control and social competence in preschool children», *Journal of Applied Developmental Psychology*, 28, n.º 1 (2007), pp. 40-55.

Liem, D. G.; Mennella, J. A., «Sweet and sour preferences during childhood: role of early experiences», *Developmental Psychobiology*, 41, n.º 1 (2002), pp. 388-395.

Lloyd, A. B.; Lubans, D. R.; Plotnikoff, R. C.; Collins, C. E.; Morgan, P. J., «Maternal and paternal parenting practices and their influence on children's adiposity, screen-time, diet and physical activity», *Appetite*, 79, n.º 1 (2014), pp. 149-157.

Lobstein, T.; Jackson-Leach, R.; Moodie, M. L.; Hall, K. D.; Gortmaker, S. L.; Swinburn, B. A., *et al.*, «Child and adolescent obesity: part of a bigger picture», *The Lancet*, 385, n.º 9986 (2015), pp. 2510-2520.

Lombarte, L.; Fleta, Y., «I love disciplina. Entrénate y enamórate de ella», en Nutritional Coaching, <http://www.nutritionalcoaching.com/blog/coaching-nutricional/love-disciplina/>.

Luri, G., *Mejor educados: cómo ser buenos padres sin necesidad de ocultarlo*, Barcelona, Ariel, 2014.

Magarey, A. M.; Perry, R. A.; Baur, L. A.; Steinbeck, K. S.; Sawyer, M.; Hills, A. P.; Wilson, G.; Lee, A.; Daniels, L. A., «A parent-led family-focused treatment program for overweight children aged 5 to 9 years: the PEACH RCT», *Pediatrics*, 127, n.º 2 (2011), pp. 214-222.

Masters, M. A.; Stanek Krogstrand, K. L.; Eskridge, K. M.; Albrecht, J. A., «Race/ethnicity and income in relation to the home food environment in US youth aged 6 to 19 years», *Journal of the Academy of Nutrition and Dietetics*, 114, n.º 10 (2014), pp. 1533-1543.

Mayer, J. D.; Salovey, P., «What is emotional intelligence?», en P. Salovey y D. Sluyter, eds., *Emotional Development and Emotional Intelligence: Implications for Educators*, Nueva York, Basic Books, 1997, pp. 3-31.

McIntosh, A.; Kubena, K. S.; Tolle, G.; Dean, W.; Kim, M. J.; Jan, J. S., *et al.*, «Determinants of Children's Use of and Time Spent in Fastfood and Full-service Restaurants», *Journal of Nutrition Education and Behavior*, 43, n.º 3 (2011), pp. 142-149.

Mennella, J. A.; Bobowski, N. K., «The sweetness and bitterness of childhood: Insights from basic research on taste preferences», *Physiology & Behavior*, vol. 152, parte B (diciembre, 2015), pp. 502-507.

Mennella, J. A.; Nicklaus, S.; Jagolino, A. L.; Yourshaw, L. M., «Variety is the spice of life: strategies for promoting fruit and vegetable acceptance during infancy», *Physiology & Behavior*, 94, n.º 1 (2008), pp. 29-38.

Mielgo-Ayuso, J.; Aparicio-Ugarriza, R.; Castillo, A.; Ruiz, E.; Ávila, J. M.; Aranceta-Bartrina, J., *et al.*, «Sedentary behavior among Spanish children and adolescents: findings from the ANIBES study», *BMC Public Health*, 17, n.º 1 (2017), p. 94.

Morgan, P. J.; Young, M. D.; Lloyd, A. B.; Wang, M. L.; Eather, N.; Miller, A., *et al.*, «Involvement of Fathers in Pediatric Obesity Treatment and Prevention Trials: A Systematic Review», *Pediatrics*, 139, n.º 2 (2017), pp. 2016-2635.

Moscetti, C. W.; Haws, J. K.; Malm, C. B.; Pronk, N. P., *FamilyPower: A Referral-Based Pediatric Obesity Treatment Program that Connects Clinic to Family*, Washington DC, National Academy of Medicine, 2016.

Newberg, A.; Waldman, M. R., *Words can change your brain: 12 conversation strategies to build trust, resolve conflict, and increase intimacy*, Nueva York, Plume-Penguin, 2013.

Nuviala, A.; Ruiz, F.; García, M. E., «Tiempo libre, ocio y actividad física en los adolescentes: la influencia de los padres», *Retos: nuevas tendencias en Educación Física, Deporte y Recreación*, n.º 6 (2003), pp. 13-20.

O'Dea, J. A., «Why do kids eat healthful food? Perceived benefits of and barriers to healthful eating and physical activity among children and adolescents», *Journal of American Dietetic Association*, 103, n.º 4 (2003), pp. 497-501.

Organización Mundial de la Salud (OMS), «Obesity and overweight», en <http://www.who.int/mediacentre/factsheets/fs311/en/#>.

Organización Mundial de la Salud (OMS), *Recomendaciones mundiales sobre actividad física para la salud*, Ginebra, Ediciones de la OMS, 2010 [Hay versión digital: <http://www.who.int/dietphysica lactivity/publications/9789241599979/es/>].

Organización Mundial de la Salud (OMS), *Using price policies to promote healthier diets*, Copenhague, Oficina Regional de la Organización Mundial de la Salud para Europa, 2014.

Ortega Anta, R. M., *et al.*, *Estudio ALADINO 2015: Estudio de Vigilancia del Crecimiento, Alimentación, Actividad Física, Desarrollo Infantil y Obesidad en España. 2015*, Madrid, Ministerio de Sanidad, Servicios Sociales e Igualdad (Agencia Española de Consumo, Seguridad Alimentaria y Nutrición), 2016.

Oude Luttikhuis, H.; Baur, L.; Jansen, H.; Shrewsbury, V. A.; O'Malley, C.; Stolk, R. P., *et al.*, «Interventions for treating obesity in children», en H. Oude Luttikhuis, ed., *Cochrane Database of Systematic Reviews*, Chichester, John Wiley & Sons, 2009.

Pagoto, S. L.; Schneider, K. L.; Oleski, J. L.; Luciani, J. M.; Bodenlos, J. S.; Whited, M. C., «Male inclusion in randomized controlled trials of lifestyle weight loss interventions», *Obesity (Silver Spring)*, 20, n.º 6 (2012), pp. 1234-1239.

Patrick.; H.; Hennessy.; E.; McSpadden.; K., «Parenting styles and practices in children's obesogenic behaviors: scientific gaps and future research directions», *Childhood Obesity*, 9, suplemento 1 (agosto, 2013), S73-S86.

Patrick, H.; Nicklas, T. A., «A review of family and social determinants of children's eating patterns and diet quality», *Journal of the American College of Nutrition*, 24, n.° 2 (2005), pp. 83-92.

Pereira, H. R. C.; Bobbio, T. G.; Antonio M. Â. R. G. M.; Barros Filho, A. de A., «Childhood and adolescent obesity: how many extra calories are responsible for excess of weight?», *Revista Paulista de Pediatría*, 31, n.° 2 (junio de 2013), pp. 252-257.

Resnicow, K.; Davis, R.; Rollnick, S., «Motivational Interviewing for Pediatric Obesity: Conceptual Issues and Evidence Review», *Journal of American Dietetic Association*, 106, n.° 12 (2006), pp. 2024-2033.

Rhee, K., «Childhood Overweight and the Relationship between Parent Behaviors, Parenting Style, and Family Functioning», *The Annals of the American Academy of Political and Social Science*, 615, n.° 1 (2008), pp. 1-37.

Ríos-Hernández, A.; Alda, J. A.; Farran-Codina, A.; Ferreira-García, E.; Izquierdo-Pulido, M., «The Mediterranean Diet and ADHD in Children and Adolescents», *Pediatrics*, 139, n.° 2 (2017), pp. 2016-2227.

Rollnick, S.; Butler, C. C.; McCambridge, J.; Kinnersley, P.; Elwyn, G.; Resnicow, K., «Consultations about changing behaviour», *The BMJ*, 331, n.° 7522 (2005), pp. 961-963.

Ruiz, E.; Ávila, J.; Valero, T.; Del Pozo, S.; Rodríguez, P.; Aranceta-Bartrina, J., *et al.*, «Energy Intake, Profile, and Dietary Sources in the Spanish Population: Findings of the ANIBES Study», *Nutrients*, 7, n.° 6 (2015), pp. 4739-4762.

Ruiz, E.; Rodríguez, P.; Valero, T.; Mavila, J. M.; Aranceta-Bartrina, J.; Gil A.; González-Gross, M.; Ortega, R. M.; Serra-Majem, L.; Varela-Moreiras, G., «Dietary Intake of Individual (Free and Intrinsic) Sugars and Food Sources in the Spanish Population: Findings from the ANIBES Study», *Nutrients*, 9, n.º 3 (2017), p. 275.

Sadeghirad, B.; Duhaney, T.; Motaghipisheh, S.; Campbell, N. R. C.; Johnston, B. C., «Influence of unhealthy food and beverage marketing on children's dietary intake and preference: a systematic review and meta-analysis of randomized trials», *Obesity Reviews*, 17, n.º 10 (2016), p. 945-959.

Sams, L., *Crazy, Busy, Guilty*, Melbourne, Nero, 2017.

San Mauro Martín, I.; Garicano Vilar, E.; Cordobés Rol, M.; Díaz Molina, P.; Cevallos, V.; Pina Ordúñez, D., *et al.*, «Exceso ponderal infantil y adolescente: factores modificables, herencia genética y percepción de la imagen corporal», *Pediatría de Atención Primaria*, 18, n.º 72 (2016), pp. 199-208.

Serra Majem, L.; Ribas Barba, L.; Ngo de la Cruz, J.; Ortega Anta, R. M.; Pérez Rodrigo, C.; Aranceta Bartrina, J., «Alimentación, jóvenes y dieta mediterránea en España. Desarrollo del KIDMED, índice de calidad de la dieta mediterránea en la infancia y la adolescencia», en L. Serra Majem y J. Aranceta Bartrina, eds., *Alimentación infantil y juvenil*, Barcelona, Masson, 2004 (reimpresión), pp. 51-59.

Sherwood, N. E.; Levy, R. L.; Langer, S. L.; Senso, M. M.; Crain, A. L.; Hayes, M. G., *et al.*, «Healthy Homes/Healthy Kids: A Randomized Trial of a Pediatric Primary Care Based Obesity Prevention Intervention for At-Risk 5-10 Year Olds», *Contemporary Clinical Trials*, 36, n.º 1 (2013), pp. 228-243.

Sleddens, E. F. C.; Gerards, S. M. P. L.; Thijs, C.; De Vries, N. K.; Kremers, S. P. J., «General parenting, childhood overweight and obesity-inducing behaviors: a review», *International Journal of Pediatric Obesity*, 6, n.º 2-2 (2011), pp. 12-27.

Spahn, J. M.; Reeves, R. S.; Keim, K. S., *et al.*, «State of the evidence regarding behavior change theories and strategies in nutrition counseling to facilitate health and food behavior change», *Journal of American Dietetic Association*, 110, n.º 6 (2010), pp. 879-891.

Tarbal, A. (Coord.) (2016) Guía para una alimentación infantil saludable y equilibrada. Resolviendo dudas, rompiendo mitos y aclarando conceptos. Barcelona: Hospital Sant Joan de Déu (ed).

Tremblay, M. S.; Gray, C. E.; Akinroye, K.; Harrington, D. M.; Katzmarzyk, P. T.; Lambert E, V., *et al.*, «Physical Activity of Children: A Global Matrix of Grades Comparing 15 Countries», *Journal of Physical Activity and Health*, 11, suplemento 1 (2014), S113-S125.

Trofholz, A. C.; Tate, A. D.; Draxten, M. L.; Neumark-Sztainer, D.; Berge, J. M., «Home food environment factors associated with the presence of fruit and vegetables at dinner: A direct observational study», *Appetite*, 96 (2016), pp. 526-532.

UNICEF, OMS, Banco Mundial, *Levels and trends in child malnutrition: UNICEF-WHO-World Bank joint child malnutrition estimates*, Nueva York, Ginebra y Washington DC, 2015.

Van Ittersum, K. y Wansink, B. (2012) Plate size and color suggestibility: the Delboeuf Illusion's bias on serving and eating behavior, *Journal of Consumer Research*, 39, 215-228.

Walsh, A. D.; Cameron, A. J.; Hesketh, K. D.; Crawford, D.; Campbell, K. J., «Associations between dietary intakes of first-time fathers and their 20-month-old children are moderated by fathers' BMI, education and age», *British Journal of Nutrition*, 114, n.º 6 (2015), pp. 988-994.

Web de la asociación 5 al día, <www.5aldia.org>.

Yoshimura, S. M.; Berzins, K., «Grateful experiences and expressions: the role of gratitude expressions in the link between gratitude experiences and well-being», *Review of Communication*, 17, n.º 2 (2017), pp. 106-118.

Young, M. D.; Morgan, P. J.; Plotnikoff, R. C.; Callister, R.; Collins, C. E., «Effectiveness of male-only weight loss and weight loss maintenance interventions: a systematic review with meta-analysis», *Obesity Reviews*, 13, n.º 5 (2012), pp. 393-408.

Zubatsky, M.; Berge, J.; Neumark-Sztainer, D., «Longitudinal associations between parenting style and adolescent disordered eating behaviors», *Eating and Weight Disorders - Studies on Anorexia, Bulimia and Obesity*, 20, n.º 2 (2015), pp. 187-194.

AGRADECIMIENTOS

Este libro recoge todo nuestro aprendizaje a lo largo de todos estos años en Coaching Nutricional, aplicado en este caso a los más pequeños de la casa.

Nos gustaría dar las gracias en primer lugar a Clàudia y Sandro, nuestros maestros de vida, que sin ellos no hubiera sido posible realizar este libro. Desde el principio teníamos claro que nos gustaría dar las gracias a nuestras abuelas Antonia y Felisa, por los platos de nuestra infancia que nos preparaban con tanto amor y dedicación, como la judía verde con patata cocida y yema de huevo cruda todo triturado con el tenedor, la ensalada siempre presente en la mesa con aceitunas y zanahoria, los frutos secos a media tarde jugando toda la familia a juegos de mesa. Y como no, los macarrones con tomate, carne y tomillo, recuerdos imborrables que perduran en el tiempo y que somos capaces de sentir como si fueran hoy.

Agradecer también a nuestro equipo formado por Alba Meya, Lara Lombarte y Natalia Nasarre. A nuestros becarios Pablo Balado y Laura Balaguer por el compromiso y excelente trabajo realizado durante este año en Nutritional Coaching, que de manera directa o indirecta ha contribuido a la documentación de este libro.

También queremos agradecer, como ya lo hicimos en el libro anterior, *Coaching Nutricional Haz que tu dieta funcione*, a todos nuestros alumnos, pacientes y clientes por brindarnos su confianza y por compartirnos sus inquietudes y experiencias. Dar las gracias también a todos los padres, madres, abuelas... que diariamente llevan a cabo la importante tarea de alimentar y enseñar a comer a sus hijos, nietos... de forma saludable, y a los que han apostado por este libro en busca de inspiración.

Nos gustaría hacer una mención especial a Juan Menchén e Itziar Fernandez de Larrinoa por confiar en nosotros durante tantos años para formar a su equipo de Nutricionistas en la filosofía y metodología del coaching nutricional y hacerlo llegar a las familias que quieren mejorar sus hábitos de alimentación.

Y finalmente, gracias a mi madre Juana por enseñarme el mundo de la nutrición y la dietética y a nuestra editora, Cristina Armiñana, por brindarnos de nuevo la oportunidad de escribir sobre un tema que nos apasiona y por escoger acertadamente el tema de este libro.